Bücherei des Augenarztes
Beihefte der „Klinischen Monatsblätter für Augenheilkunde"

Begründet von R. Thiel
Herausgegeben von Fritz Hollwich

Heft 77

Jean Haut und Sylvie Limon

Praktische Glaskörperchirurgie

117 Abbildungen

Übersetzt aus dem Französischen von Ursula Mayer

Ferdinand Enke Verlag Stuttgart 1978

Autoren:

Jean Haut
Maître de Conférences Agrégé
Ophtalmologiste des Hôpitaux de Paris

Sylvie Limon
Chef de Clinique
Assistante des Hôpitaux de Paris

Übersetzung:

Ursula Mayer, Priv. Doz. Dr. med.
Schenkstraße 57
8520 Erlangen

Titel der französischen Ausgabe:
J. Haut/S. Limon: Chirurgie pratique du vitré
© Masson & Cie, S.A. Paris

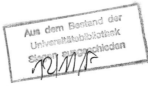

CIP-Kurztitelaufnahme der Deutschen Bibliothek

Haut, Jean:
Praktische Glaskörperchirurgie / Jean Haut u.
Sylvie Limon. Übers. von Ursula Mayer. – Stuttgart : Enke, 1978.
  (Bücherei des Augenarztes ; H. 77)
Einheitssacht.: Chirurgie pratique du vitré
<dt.>
ISBN 3-432-89741-3
NE: Limon, Sylvie:

Alle Rechte, insbesondere das Recht der Vervielfältigung und Verbreitung an der deutschen Ausgabe, vorbehalten. Kein Teil des Werkes darf in irgendeiner Form (durch Photokopie, Mikrofilm oder ein anderes Verfahren) ohne schriftliche Genehmigung des Verlages reproduziert oder unter Verwendung elektronischer Systeme verarbeitet, vervielfältigt oder verbreitet werden.

1978 Ferdinand Enke Verlag, POB 1304, 7000 Stuttgart 1 – Printed in Germany

Druck: Offsetdruckerei Karl Grammlich KG, Pliezhausen

Unserem Lehrer, Herrn Professor *Guy Offret,* mit dem Ausdruck
unserer Bewunderung, Dankbarkeit und Zuneigung

J. H., S. L.

Vorwort

Dieser Band ist der erste aus einer langen Serie, welche die Französische Gesellschaft für Augenheilkunde herausbringen möchte. Ihrem Präsidenten, ihrem Generalsekretär und ihrem Ausschuß sei Dank für den Plan dieser Monographien, Miniaturberichte aus unentbehrlichen Fortbildungsbeiträgen.

Es bedarf eines gewissen Mutes, die chirurgischen Probleme des Glaskörpers anzugehen.

Lange Zeit nur als kolloidale Substanz ohne Eigenleben angesehen, spielt der Glaskörper in Wirklichkeit eine sehr wichtige Rolle in der Pathologie des Auges. Als halbflüssige Hemisphäre, welche zwei Drittel des Augeninhaltes einnimmt, aus Wasser, Proteinsubstanzen und einigen Zellen zusammengesetzt, bleibt der Glaskörper geheimnisvoll. Man weiß kaum woher er kommt, kennt die Feinheiten seines Metabolismus nicht und stellt seine Verwandlungen fest, ohne sie zu verstehen. Es gibt also heute noch ein „Glaskörpergeheimnis". Unsere Vorgänger interessierte das wenig. Vom Lehrer zum Schüler übergab man den Hinweis: vor allem keinen Glaskörper! Die Furcht seines Verlustes aus dem Bulbus war durch die gewöhnlich dadurch hervorgerufenen ärgerlichen Folgen gerechtfertigt. Die Fortschritte der Augenchirurgie haben uns viel näher als früher an den Glaskörper herangebracht, und zwar, wie es *Jean Haut* und *Sylvie Limon* darlegen, bei zwei großen Gelegenheiten. Manchmal ist es der Glaskörper, der unerwünschterweise den Verlauf einer Operation stört, manchmal erfolgt aus freiem Entschluß das Angehen eines kranken Glaskörpers zu dessen Extraktion und seinem Ersatz.

Diese häufige Gegenüberstellung verpflichtet, dies unbekannte Gebilde besser zu verstehen, seine Handhabung besser kennenzulernen und ihn infolgedessen weniger zu fürchten. *Jean Haut* hat sich seit 10 Jahren der Aufgabe angenommen, zunächst in Cochin und dann im Hôtel Dieu die Netzhautablösungen zu versorgen. Er hat sich beträchtlich oft mit dem Glaskörper auseinandersetzen müssen. Er ist nicht immer als Sieger aus dem Kampf hervorgegangen, aber er hat manche Erkenntnisse daraus gewonnen.

Dieses Buch ist die einfache, präzise, ohne überflüssige Literatur beladene Darstellung aus einer bereits langwährenden Erfahrung. Es geht klar aus einer chirurgischen Doktrin hervor, welche trotz ihres Wagemutes vernünftig vorgeht, bei der die eingegangenen Risiken immer berechnet sind. Es findet sich darin keine erschöpfende Darstellung aller erworbenen oder vermuteten Erkenntnisse über den Glaskörper, sondern ein Führer, dem man sich wohl anvertrauen kann, denn es stammt nicht aus der Theorie, sondern aus der Praxis.

Derart werden wir dank *Jean Haut* und *Sylvie Limon* mit dem Glaskörper leichter umgehen können, da sie uns sagen, was man bei diesem verdächtigen Unbekannten zu tun und was zu lassen hat.

G. Offret

Inhalt

Vorwort VII

Einleitung 1

Erster Teil

Allgemeines 2
1. Embryologie 2
1.1. Bildung des primären Glaskörpers 3
1.2. Eindringen des hyaloidalen Gefäßsystems in den primordialen Glaskörper ... 3
1.3. Wachstum des sekundären Glaskörpers 3
2. Anatomie 4
2.1. Grenzen und Beziehungen 4
2.2. Normale Glaskörperadhärenzen 7
2.3. Innerer Aufbau des Glaskörpers 9
2.4. Struktur 11
3. Physiologie 13
3.1. Wie lebt der Glaskörper? 14
3.2. Wozu dient der Glaskörper? 16
3.3. Wie altert und stirbt der Glaskörper? 16

Zweiter Teil

Physio-Pathologie 17
1. Arten der Glaskörperreaktion 18
1.1. Lokalisierte Adhärenz 18
1.2. Glaskörperverflüssigung 20
1.3. Hintere Glaskörperabhebung 22
1.3.1. Die generalisierte Form 22
1.3.2. Lokalisierte Form 25
1.4. Entzündung 26
1.5. Organisation des Glaskörpers 26
1.6. Glaskörperretraktion 28
2. Besondere Eigenschaften der Glaskörperveränderungen entsprechend ihrer jeweiligen Entstehungsweise 29
2.1. Kongenitale Anomalien 29
2.2. Glaskörperdegeneration 30
2.3. Medizinische Noxen 31
2.3.1. Glaskörperblutungen 32
2.3.1.1. Lokalisation 32
2.3.1.2. Resorption der Hämorrhagie 34
2.3.1.3. Auswirkung auf die Netzhaut 37
2.3.2. Glaskörperentzündungen (Hyalitiden) 38
2.4. Chirurgische Aggressionen 41

2.4.1.	Perforierende Verletzungen mit oder ohne intravitrealen Fremdkörper	41
2.4.2.	Postkontusionelle Hämorrhagien	44
2.4.3.	Diathermie, Kryotherapie, Photokoagulation, Laser	44
2.4.4.	Linsenextraktion	45
2.4.4.1.	Pupillarblock	46
2.4.4.2.	Glaskörpervorfall	48
2.4.4.3.	Hyaloideo-korneale Adhärenz	48
2.4.4.4.	Hintere Glaskörperabhebung mit Kollaps	49
2.4.4.5.	Sekundäre Ruptur der Mbr. hyaloidea anterior	51
2.4.5.	Glaskörperverlust	52
2.4.5.1.	Kataraktextraktion	52
2.4.5.2.	Glaskörpervorfall außer bei der Linsenextraktion	57
3.	Substitutionspräparate	58
4.	Folgerung	62

Dritter Teil

Glaskörperchirurgie		64
1.	Intraoperative Glaskörperkomplikationen der normalen Chirurgie	64
1.1.	Glaskörperkomplikationen im Verlauf der Linsenextraktion	64
1.1.1.	Ursachen des Glaskörpervorfalls	65
1.1.1.1.	Erhöhung des Augeninnendrucks	65
1.1.1.2.	Direktes Angehen des Glaskörpers	68
1.1.1.3.	Spontaner Glaskörperprolaps	71
1.1.2.	Prophylaxe der Glaskörperverluste	72
1.1.2.1.	Präoperative Augeninnendrucksteigerung	72
1.1.2.2.	Anästhesie	72
1.1.2.3.	Nicht angebrachte Bewegungen des Chirurgen	74
1.1.2.4.	Halterungen	74
1.1.2.5.	Vorderkammerspülung	76
1.1.2.6.	Eigentliche Linsenextraktion	76
1.1.2.7.	Zusammenfallen der Bulbuswände	79
1.1.2.8.	Zusätzliche Nähte	79
1.1.2.9.	Injektion in die Vorderkammer nach Schluß der Naht	79
1.1.2.10.	Spontaner Glaskörperprolaps	80
1.1.2.11.	Glaskörperhernie ohne Riß der Mbr. hyaloidea	81
1.1.2.12.	Folgerung	82
1.1.3.	Behandlung der Glaskörperprolapse	83
1.1.3.1.	Rückblick über die Grundbegriffe	83
1.1.3.2.	Was man nicht tun darf	84
1.1.3.3.	Was man tun soll	85
1.1.4.	Folgerung	100
1.2.	Kombinierte Eingriffe gegen grauen und grünen Star	100
1.3.	Katarakt-Extraktion bei bestehender antiglaukomatöser Fistel	104
1.4.	Antiglaukomatöse Eingriffe	105
1.4.1.	Ursachen des Glaskörperprolapses	105
1.4.2.	Behandlung	106

1.5.	Netzhautablösung und Chirurgie der Sklera	107
1.5.1.	Glaskörperverlust im Verlauf der Abpunktion subretinaler Flüssigkeit	107
1.5.1.1.	Prophylaxe	108
1.5.1.2.	Risiken während des Verlaufs	110
1.5.1.3.	Behandlung	111
1.5.2.	Glaskörperverlust im Verlaufe von Sklerarupturen	112
1.6.	Strabismus	115
1.7.	Keratoplastik	116
1.7.1.	Ursachen der Komplikationen von seiten des Glaskörpers	116
1.7.2.	Behandlung	117
1.8.	Perforierende Traumen des Bulbus	119
1.8.1.	Perforierende Traumen des vorderen Abschnitts	119
1.8.2.	Perforierende Verletzungen des hinteren Segments	121
1.9.	Folgerung	122
2.	Gezieltes Angehen des Glaskörpers	123
2.1.	Allgemeine Technik	124
2.1.1.	Anästhesie	124
2.1.2.	Vorsicht gegenüber der Chorioretina	124
2.1.3.	Wahl des Zugangsweges	127
2.1.4.	Technik des Zuganges auf vorderem Wege	131
2.1.4.1.	Korneosklerale Inzision	131
2.1.4.2.	Haltenähte	131
2.1.4.3.	Operationsmikroskop	132
2.1.4.4.	Das Fassen des Glaskörpers	132
2.1.4.5.	Glaskörperexzision	134
2.1.4.6.	Naht der Inzision	135
2.1.5.	Technik des hinteren Zugangsweges	135
2.1.5.1.	Sklerale Inzision	135
2.1.5.2.	Punktion mit der Nadel	137
2.2.	Indikationen	139
2.2.1.	Kleine Membranen und Nachstare	139
2.2.2.	Pupillarblock	140
2.2.3.	Malignes Glaukom	143
2.2.4.	Hyaloideo-korneale Adhäsion	145
2.2.5.	Wiederaufbau der vorderen Abschnitte	147
2.2.6.	Vitrektomie bei einer Keratoplastik	148
2.2.7.	Luxation und Subluxation der Linse	148
2.2.8.	Persistenz des primordialen Glaskörpers	150
2.2.9.	Glaskörperhämorrhagien	150
2.2.10.	Glaskörperaustausch	151
2.2.11.	Glaskörper und Netzhautablösung	153
2.2.12.	Intraokularer Fremdkörper	155
2.2.13.	Irido-Zyklektomie und Irido-Chorio-Zyklektomie	157
2.2.14.	Intravitreale Chirurgie auf hinterem Wege	159
Gesamte Schlußfolgerung		161
Literatur		162
Register		164

Einleitung

Es ist der Hauptzweck dieses Werkes, die chirurgischen Techniken darzustellen, welche augenblicklich in der ophthalmologischen Klinik des Hôtel Dieu in Paris angewandt werden. Es handelt sich nicht um ein Traktat von enzyklopädischem Charakter, welches alle Techniken und deren Autoren erwähnt, sondern um eine Monographie mit praktischem Ziel: Sie zeigt, was uns die tägliche Erfahrung als chirurgische Methoden erwählen ließ.

Es ist ein weiteres Ziel, die Chirurgie des Glaskörpers zu entmystifizieren. In der Tat neigen zahlreiche Publikationen dazu, sie als eine schwierige und einer Elite vorbehaltene Kunst hinzustellen; wir sind sicher, daß dieses nicht zutrifft; diese Entmystifizierung soll sich auch auf Instrumente erstrecken, welche meistenfalls dem Katarakt- oder Glaukomkasten entstammen; sicherlich gibt es Spezialinstrumente, welche sich für gewisse, außergewöhnliche Operationen eignen; wir werden sie nur erwähnen, denn es ist viel häufiger für einen Ophthalmologen, einen Glaskörpervorfall im Verlauf einer Linsenextraktion zu behandeln, als eine epiretinale Membran vor der Makula zu entfernen.

Die Prinzipien, welche die Glaskörperchirurgie beherrschen, sind einfach. Die einzige Schwierigkeit besteht darin, daß sie sich in formeller Opposition zur chirurgischen Tradition der Ophthalmologie befinden . . . Diese Umkehrung der Begriffe ist dadurch bedingt, daß man beginnt, die Physio-Pathologie des Glaskörpers zu erkennen; man weiß nunmehr, wie er lebt, sich zersetzt, auf Erkrankungen reagiert und stirbt.

Wir bitten alle jene, welche Operationen oder Instrumente erfunden oder kodifiziert haben, um Nachsicht, daß sie nicht erwähnt wurden. Ihr Name findet sich entweder in der Bibliographie oder in derjenigen eines der vier grundlegenden Nachschlagewerke, welche sich unten aufgeführt finden.

Uns liegt daran, jenen zu danken, welche uns geholfen haben, so *F. Regnault*, der es übernahm, das Kapitel der Physio-Pathologie durchzulesen, und besonders allen Ärzten der Augenklinik des Hôtel Dieu, deren tägliche Erfahrung und Bericht über glückliche oder unglückliche Abenteuer uns wertvoll war.

Dieses Buch umfaßt drei Teile: Der erste, sehr kurze ist einem Überblick der Embryologie, der Anatomie und der Physiologie gewidmet; der zweite faßt das Wesentliche unserer aktuellen Kenntnisse über die Physio-Pathologie des Glaskörpers zusammen; der dritte und längste endlich stellt den eigentlichen chirurgischen Teil dar.

ERSTER TEIL

Allgemeines

In knapper Form folgt nacheinander eine Darstellung der Embryologie, der Anatomie und der Physiologie des Glaskörpers, welche unerläßliche Grundlagen zum Verständnis von physio-pathologischen Erscheinungen darstellen.

1. Embryologie

Die Embryologie des Glaskörpers umfaßt drei Etappen: Die Bildung des primären Glaskörpers, das Einsprossen der Gefäße durch das hyaloidale System, welches durch die Embryonalspalte eindringt, und endlich das Wachstum des sekundären Glaskörpers von postero-lateral (Abb. 1); nicht vaskularisiert nimmt dieser den Glaskörperraum breit ein und komprimiert den primären Glaskörper, in welchem die Hyaloidalgefäße atrophieren, während die Embryonalspalte sich schließt.

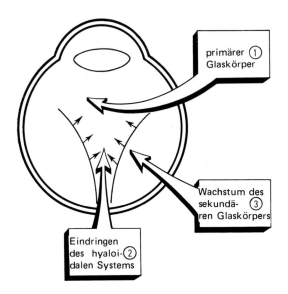

Abb. 1 Aufeinanderfolgende Abschnitte der Glaskörperbildung

Endlich findet sich das Corpus vitreum fast ausschließlich durch den sekundären (oder den definitiven) Glaskörper gebildet; dieser umgibt den Cloquet'schen Kanal, die mediane Spur des primären Glaskörpers, in welcher manchmal mehr oder weniger lange Reste des hyaloidalen Netzes bestehen bleiben.

1.1. Bildung des primären Glaskörpers

Es scheint, als seien die beiden klassischen ektodermalen Konzeptionen überholt, welche den primären Glaskörper aus Linsen- und Netzhautzellen ableiteten. Die erste Hypothese besagte, daß diese Zellen in antero-posteriorer Anordnung fibröse Protoplasmaausläufer aussenden; die zweite, daß die kontinuierliche Abschilferung der basalen Schichten der Linsen- und Netzhautzellen eine amorphe Substanz erbringt, welche sich im Glaskörperraum anhäuft. Die histologischen Bilder, welche derartige Hypothesen ins Leben riefen, entsprachen präparationsbedingten Artefakten.

Nach den Arbeiten von *Brini* entsteht der primäre Glaskörper aus dem Mesenchym.

Im Anfangsstadium nähert sich das sekundäre Augenbläschen dem Ektoderm, ohne es zu erreichen. Der die beiden trennende Raum wird durch ein granulofibrilläres Material ausgefüllt, dessen Fibrillen die Periodizität der unreifen Zellen des Kollagens aufweisen; dieses Material stellt das embryonale Mesenchym dar. Wenn sich das Linsenbläschen vom Ektoderm trennt, hüllt die granulofibrilläre Substanz es ein und füllt die gesamte Bulbushöhle aus.

Nach der Ausbildung des Hornhautendothels ordnet sich diese Substanz in der Hornhaut um, resorbiert sich hinter dem Endothel (Bildung der Vorderkammer) und verbleibt unverändert im Glaskörperraum, wo sie vom Linsenbläschen bis zum Sehnervenkopf reicht; sie bildet den primären Glaskörper.

Die Mesenchymzellen, welche aus dem lockeren periokularen Mesenchym stammen, wandern zwischen Linse und Sehnervenkopf einerseits und in den chorioidalen Spalt andererseits ein, bis sich die Vorderkammer ausbildet und die Embryonalspalte schließt. Sie durchwandern den ganzen Glaskörperraum und verwandeln sich in Fibroblasten und Makrophagen.

1.2. Eindringen des hyaloidalen Gefäßsystems in den primären Glaskörper

Die A. hyaloidea, Ast der A. ophthalmica dorsalis primitiva, letzter Verzweigung der Carotis interna, gelangt durch die embryonale Spalte in Höhe der späteren Papille in das Augenbläschen. Sie richtet sich auf die Linse aus und verzweigt sich an deren Hinterfläche, indem sie an der Bildung der Tunica vasculosa lentis teilnimmt (Abb. 2).

1.3. Wachstum des sekundären Glaskörpers

Es tritt beim Menschen in der neunten Woche ein. Klassischerweise ist sein Ursprung neuro-ektodermal: Protoplasmaausläufer gehen von der M. limitans interna der Retina aus und verbleiben in engem Kontakt mit den Ausläufern der retinalen Gliazellen. Nach der Ansicht von *Brini* wird der sekundäre Glaskörper von eingewanderten Mesenchymzellen gebildet, welche die Erneuerung des Fibrillengerüstes und die Sekretion von Hyaluronsäure sicherstellen.

Die Ausbreitung des sekundären (oder definitiven) Glaskörpers geschieht schnell; im vierten Monat nimmt er zwei Drittel des Glaskörperraums ein. Der primäre Glaskörper wird gegen das Zentrum zurückgedrängt und bildet den Cloquet'schen Kanal: Als Kegel mit vorderer retrolentaler Basis und hinterer präpapillarer Spitze wird er seitlich durch eine Verdichtung von Glaskörperfasern begrenzt, welche vom dritten Monat ab die Mbr. limitans intervitrealis bildet.

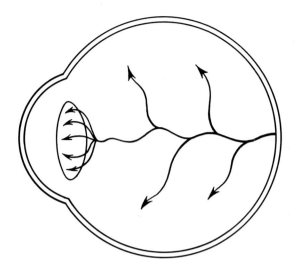

Abb. 2 Eindringen des hyaloidalen Systems. Seine im Normalfall totale Resorption kann unvollständig erfolgen; die Spuren bleiben manchmal über den gesamten Verlauf der Arterie bestehen

Die hyaloidalen Gefäße verschwinden und die gliöse Hülle retinalen Ursprungs (Papille nach *Bergmeister*), welche die Arteria hyaloidea an ihrem intraokularen Austritt umgibt, atrophiert gewöhnlich vor der Geburt; ihrem Ausmaß entsprechend bestimmt sie die Tiefe der physiologischen Exkavation.

Zusammenfassung

Die Embryologie des Glaskörpers umfaßt drei Etappen: Die Bildung des primären Glaskörpers, das Einsprossen des hyaloidalen Blutgefäßsystems und die Ausbildung des sekundären Glaskörpers. Der definitive Glaskörper wird (mit Ausnahme des Cloquet'schen Kanals und seines Inhaltes) fast ausschließlich durch den sekundären Glaskörper gebildet.

2. Anatomie

Der Glaskörper besteht aus einem durchsichtigen inhomogenen Gel, welches 99% Wasser enthält. Es handelt sich um ein nicht vaskularisiertes Bindegewebe, welches reich an Hyaluronsäuren ist und die hinter Bulbushöhle ausfüllt.

Das Gewicht des Glaskörpers macht drei Viertel desjenigen vom Bulbus und sein Volumen zwei Drittel des Augenvolumens, das sind 4 ml, aus. Seine Viskosität ist in der Peripherie größer als im Zentrum und vermindert sich langsam im Laufe des Lebens in dem Maße, in dem das kollagene Stützgerüst schwindet.

2.1. Grenzen und Beziehungen

Der Glaskörper modelliert sich um die Strukturen, welche seine Höhlung begrenzen; das sind nacheinander von vorne nach hinten: die Linsenhinterfläche, das hintere Bündel der Zonulafasern, das Corpus ciliare, die Ora serrata, die Retina und die Papille (Abb. 3).

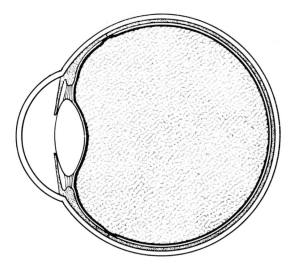

Abb. 3 Die beiden Mbrr.* hyaloideae folgen den Strukturen, welche den Glaskörperraum begrenzen

Die Beziehungen werden durch die Vermittlung der Mbr. hyaloideae anterior et posterior hergestellt. Während diese anatomisch und physiologisch die Rolle von Membranen spielen, so stellen sie strukturmäßig nur eine periphere Verdichtung des vitrealen Bindegewebes dar.

Die **Mbr.*** **hyaloidea anterior**, dünn und zart, liegt der Linse an ihrem hinteren Pol über eine runde, leicht nach vorne konkave Fläche an, welche die Fossa patellaris bildet; ihre Beziehungen zur Linse verändern sich mit dem Alter. Beim jungen Individuum besteht das Ligamentum hyaloideocapsulare nach *Wieger,* eine ringförmige Anheftungszone zwischen Linsenhinterfläche und Mbr. hyaloidea, deren innerer Rand von der Egger'schen Linie gebildet wird: Die Fossa patellaris mißt dann 5 mm im Durchmesser, und der Berger'sche Raum, welcher die Linse von der Hyaloidea trennt, ist virtuell. Mit zunehmendem Alter verschwindet das Ligamentum Wieger und die Fossa patellaris wird größer und tiefer (Abb. 6).

Hier und da säumt die Hyaloidea anterior das hintere Bündel der Zonulafasern, ohne sich ihnen anzuheften, durch den virtuellen retrozonularen Raum nach *Petit* abgetrennt; sie bildet die hintere Grenze der Vorderkammer; über den retrozonularen Raum steht sie nach vorn dem interzonularen Raum nach *Hannover* und dem präzonularen Raum der hinteren Augenkammer gegenüber (Abb. 4).

Weiter nach hinten beschreibt die Mbr. hyaloidea anterior eine nach vorne konvexe Kurve; sie folgt den Buchten der Ziliarfortsätze. Einige ganz unabhängige Fasern der Linsenzonula spannen sich zwischen dem Glaskörper und dem Grund der Ziliartäler.

Die Mbr. hyaloidea bekleidet danach die Pars plana und endet etwa 2 mm vor der Ora serrata; die kurze Strecke, welche sie von der Mbr. hyaloidea posterior trennt, bildet die feste Glaskörperbasis, welche in die Retina visualis übergeht und im Rahmen der normalen Adhärenzen besprochen wird (Abb. 4).

---

* Mbr. = Singular; Mbrr. = Plural

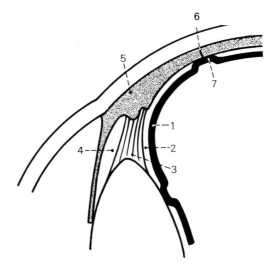

Abb. 4 Beziehungen der Mbr. hyaloidea anterior mit der Zonula und dem Ziliarkörper (junger Mensch)
1 Hyaloidea anterior; 2 Petit'scher Raum; 3 Zonula und Hannover'scher Raum; 4 präzonularer Raum; 5 Ziliarkörper; 6 Ora serrata; 7 Basis des Glaskörpers

Die **Mbr. hyaloidea posterior** überzieht die Netzhaut, ausgehend vom hinteren Rand der Glaskörperbasis, von der Höhe der Ora serrata an. Entsprechend der Meinung zahlreicher Autoren hört sie hinter dem Papillenrand auf, haftet der Netzhaut an und kann in die intervitreale Membran einbiegen. Andererseits lassen manche biomikroskopischen Beobachtungen der präpapillaren Flocke bei hinterer Glaskörperabhebung daran denken, daß die in dieser Region sehr dünne Mbr. hyaloidea posterior brückenförmig nach vorne über die Area praepapillaris Martegiani hinwegzieht und so nach hinten den Cloquet'schen Kanal schließt (Abb. 5). Das Auftreten einer streng auf diese präpapillare Loge begrenzten Blutung spricht zugunsten dieser Beschreibung.

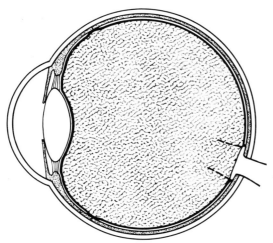

Abb. 5 Beziehungen zwischen Mbr. hyaloidea posterior und der Papille. Es scheint doch ein hyaloidales Blatt zu bestehen, welches brückenartig über die Papille zieht und den Cloquet'schen Kanal abschließt.

2.2. Normale Glaskörperadhärenzen

Sie sind von großer pathologischer und chirurgischer Bedeutung, so daß sie hier zusammengestellt werden.

Das **Ligamentum hyaloideo-capsulare nach Wieger**, ringförmig, etwa einen halben Millimeter breit, heftet beim Kind und Heranwachsenden den Glaskörper fest an der Linse an; es wird beim Erwachsenen schwächer und reißt nach dem 50. Lebensjahr leicht ein (Abb. 6). Übrigens bestehen manchmal sehr feine Fibrillen (Gefäßspuren), welche den Glaskörper an den hinteren Linsenpol anheften.

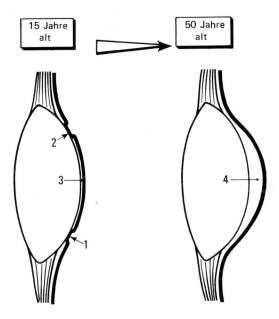

Abb. 6 Entwicklung der Beziehungen zwischen Mbr. hyaloidea anterior und Linsenhinterfläche
1 Ligamentum Wieger; 2 Egger'sche Linie; 3 Fossa patellaris: virtuell; 4 Fossa patellaris: reell

Außer dem Ligamentum Wieger findet man eine lockere Adhärenz, welche aus einigen Fibrillen besteht, zwischen der Mbr. hyaloidea anterior und dem Grunde der Ziliartäler.

Die **Glaskörperbasis**, an welcher das klassische Retzius'sche Bündel inseriert, ist vorne vor dem 30. Lebensjahr 1,5–2 mm breit; sie verbreitert sich später und ihr hinterer Rand kann fast den Äquator erreichen (Abb. 7). Es handelt sich hier zwischen der zilio-retinalen Grenze um eine sehr starke Anheftungszone, wie man bei allen hinteren Abhebungen des Glaskörpers mit Kollaps feststellen kann: Hier liegt das einzige Gebiet, in welchem die Mbr. hyaloidea an Ort und Stelle bleibt; es ist unmöglich, sie zu durchtrennen, ohne dabei das Epithel der Pars coeca, dasjenige der Ora serrata und der anliegenden Netzhaut zu zerreißen.

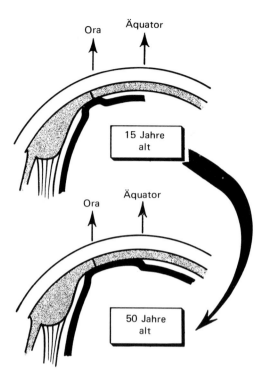

Abb. 7 Ausbreitung der Glaskörperbasis nach hinten mit zunehmendem Alter; die retino-vitreale Adhärenz ist unlösbar

Die **vitreo-makuläre Adhärenz** ist nicht sehr fest, aber sie kann bedeutende funktionelle Auswirkungen im Verlauf hinterer Glaskörperabhebungen und gewisser entzündlicher Glaskörperreaktionen zeigen.

Die **peripapilläre Adhärenz** reißt im Verlaufe gewisser pathologischer Vorgänge spontan ein, auch wenn sie recht stark ist. Sie erscheint dann in der Form eines mehr oder weniger deformierten Ringes, welcher vor dem hinteren Pol liegt (vgl. Abb. 22) (Ring nach *Weiss*).

Die **anderen retino-vitrealen Adhärenzen** sind umstritten. Einerseits besteht ein gewisser Zusammenhang besonders am Äquator zwischen dem normalen Glaskörper und der Mbr. limitans interna retinae durch Anlagerung von Glaskörperfibrillen an diese Membran; man findet andererseits ohne jede pathologische Veränderung paravaskuläre retino-vitreale Adhärenzen zwischen dem Glaskörper und den oberflächlichsten Gefäßen der Netzhaut, bestehend aus einer Verlängerung der Glaskörperfibrillen und aus Fortsätzen der Müller'schen Zellen; solche Adhärenzen könnten einen Netzhautriß verursachen, sobald sich eine hintere Glaskörperabhebung mit Kollaps einstellt.

Folgerungen. Vier Anheftungszonen verdienen Beachtung: Die Glaskörperbasis, deren Breite mit dem Alter zunimmt; das Ligamentum Wieger, welches progressiv verschwindet, was eine intrakapsuläre Linsenextraktion ermöglicht; die peripapilläre Adhärenz, welche die ringförmige Gestalt der Glaskörperflocke erklärt, welche man im Verlauf einer hinteren Abhebung mit Kollaps beobachtet; endlich die Makulaadhäsion, die wahrscheinlich für gewisse sekundäre Maduladegenerationen verantwortlich ist (Abb. 8).

Anatomie 9

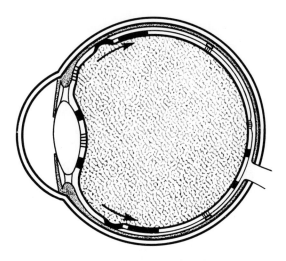

Abb. 8 Zonen starker (▬) und schwacher (====) Adhärenz
Das Ligamentum Wieger verschwindet mit zunehmendem Alter, während sich die Glaskörperbasis nach hinten ausdehnt

2.3. Innerer Aufbau des Glaskörpers

Bei biomikroskopischer Untersuchung erscheint der Glaskörper aus einander abwechselnden hellen und dunklen Schichten zu bestehen, welche mehr oder weniger durchsichtig erscheinen und bei Bulbusbewegungen bewegliche Schleier bilden.

Der Glaskörper enthält ein zentrales System oder den Cloquet'schen Kanal, um welchen herum sich das Gebilde der Plicatae, die Sackzone, das hauptsächliche radiäre System und der Cortex gruppieren (Abb. 9).

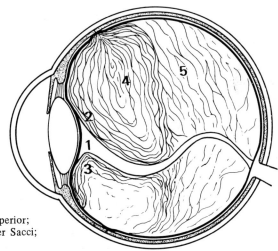

Abb. 9 Morphologie des Glaskörpers
1 Cloquet'scher Kanal;   2 Plicata superior;
3 Plicata inferior;   4 Region der Sacci;
5 hauptsächliches radiäres System

Der **Cloquet'sche Kanal**. Bei der Geburt findet sich der Cloquet'sche Kanal medial gelegen und verläuft geradlinig antero-posterior; sein Durchmesser beträgt im mittleren Abschnitt 1–2 mm; er öffnet sich an seinen beiden Enden: die vordere Apertur ist breiter als die hintere. Er wird folgendermaßen begrenzt: nach vorne durch die Mbr. hyaloidea anterior, nach hinten ohne Zweifel durch die Mbr. hyaloidea posterior, welche dort sehr dünn ist, lateral durch die Membrana intervitrealis. Er mündet vorne in die Fossa patellaris hinter der Linse und hinten in die Area Martegiani über der Papille, lateral grenzt er an das System der Plicatae des definitiven Glaskörpers.

Vom Alter von 3 oder 4 Jahren ab wellt er sich in vertikaler und horizontaler Ebene. Von vorne nach hinten senkt er sich zunächst in der ersten Hälfte seines Verlaufes schräg nach unten und nach innen bis zu 6 mm unter die axiale Linie; dann steigt er schräg nach oben und außen an, nimmt Richtung auf die Makula und neigt sich endlich nach innen der Papille zu. Auf einem vertikalen, antero-posterioren optischen Schnitt kann man am Cloquet'schen Kanal eine Decke oder Plicata superior und einen Boden oder Plicata inferior beschreiben, welche von den geschnittenen Glaskörpermembranen dargestellt werden. Nach vorne heftet sich die Plicata superior über eine kurze Strecke senkrecht absteigend an die Mbr. hyaloidea anterior an, und zwar vom Ligamentum Wieger ab; danach faltet sie sich und steigt schräg nach hinten ab. Die Plicata inferior beschreibt zunächst einen kurzen, geradlinig ansteigenden Verlauf, während sie der A. hyaloidea anhaftet, dann stellt sie sich parallel der oberen Falte und schlängelt sich ebenfalls. Derart schnürt sich der Cloquet'sche Kanal ein, nachdem er zunächst weit und trichterförmig geöffnet gewesen ist.

Der Inhalt des Cloquet'schen Kanals erscheint normalerweise optisch leer: Der primäre Glaskörper ist tatsächlich sehr durchsichtig; er ist außerdem viel flüssiger als der endgültige. Immerhin können Spuren des hyaloidalen Systems in Form von kleinen Verdichtungen oder Filamenten bestehen bleiben, welche hinter der Linsenhinterfläche im Zentrum des Kanals oder noch eher in Papillennähe liegen. Die Arteria hyaloidea kann sogar durchgängig bleiben, stets umgeben von ihrer weißlichen Gliahülle.

Das **Plicata-System**. Es wird aus einer oberen und einer unteren Gruppe aus übereinandergeschichteten pseudomembranösen Verdichtungen gebildet, welche von der vorderen Peripherie ausgehen und sich schräg in Richtung auf den Cloquet'schen Kanal hin wenden, dessen Wände sie von oben und unten verdoppeln, in Form der oberen und unteren Plicatae nach *Vogt*.

Aussackungen. Nach und nach verlagert sich der periphere Ausgangspunkt dieser pseudomembranösen Bänder immer weiter nach hinten: sie senken sich oder steigen immer steiler, beschreiben eine Kurve, deren Konvexität auf den Cloquet'schen Kanal gerichtet ist und die sich dann symmetrisch von diesem zum Kortex hin verschiebt; die Schichtung dieser Bänder nimmt später das Aussehen wie in einer Zwiebel aufeinander gelegter Häute an. Es handelt sich mehr um einen biomikroskopischen Aspekt als um eine anatomische Realität.

Die Region der oberen Aussackungen ist weiter entwickelt als diejenige der unteren; sie überschreitet nach unten die Sehachse, denn an dieser Stelle steigt der Cloquet'sche Kanal bis auf 6 mm unter diese: Eine solche Besonderheit gewinnt beim Thema der Glaskörperblutung ihre volle Bedeutung.

Hauptsächliches radiäres System. Es wird durch eine Reihe von vertikalen Schichten dargestellt, welche vom Kortex zum Cloquet'schen Kanal reichen; es begrenzt nach hinten die Aussackungen und legt sich zwischen die vordere Aussackungsregion (welche bereits beschrieben wurde) und das hintere Gebiet, wobei die lamelläre Anordnung verschwindet.

Cortex. Er bildet manchmal einen Saum aus weißlichen Verdichtungen in der Peripherie des Glaskörpers, welcher unter physiologischen Bedingungen schwer zu erkennen ist.

2.4. Struktur

Das Glaskörperbindegewebe umfaßt ein Gerüst aus kollagenen Fasern, eine Grundsubstanz, deren Reichtum an Hyaluronsäuremolekülen von den Maschen dieses Gerüstes gehalten wird, und Bindegewebszellen, Fibrozyten und Hyalozyten, welche nur im Rindengebiet vorkommen.

Das Gerüst des Glaskörpers wird durch die Verflechtung von sehr feinen kollagenen Fibrillenbündeln gebildet, deren Stärke zwischen 60 und 150 Å liegt und deren Periodizität 640 Å beträgt (Abb. 10).

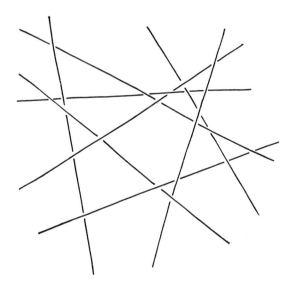

Abb. 10 Das Glaskörpergerüst wird aus einer Verflechtung von kollagenen Fibrillen gebildet

Das Gerüst ist dichter in der Gegend des Kortex als im Zentrum, und zwar besonders in der äußeren Peripherie, wo es ein pseudomembranöses Aussehen annimmt (Abb. 11). Auch die aufeinanderfolgenden Veränderungen der Fibrillendichte tragen zur inneren Struktur des Glaskörpers bei (Membrana intervitrealis, Plicata und Aussackungen).

Es bleibt endlich zu betonen, daß sich die Struktur und Histochemie der Glaskörperfibrillen grundsätzlich von derjenigen der Zonulafasern unterscheidet; dieses erklärt die mangelnde Einwirkung des Alpha-Chymotrypsins auf die Bestandteile des Glaskörpers.

Die Grundsubstanz weist eine sehr geringe Dichte auf, läßt sich aber im Elektronenmikroskop darstellen. Histochemisch setzt sie sich aus Mukopolysacchariden zusammen, hauptsächlich in der Form der Hyaluronsäure. Diese besteht aus einer sehr langen, in sich selbst verwickelten Molekularkette. Die Moleküle der Hyaluronsäure sind in den Maschen des kollagenen Fibrillengerüstes sehr regelmäßig verteilt (Abb. 12).

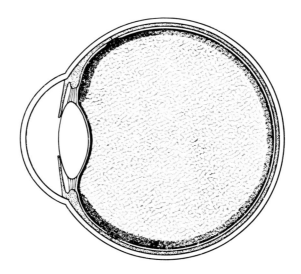

Abb. 11 Das Glaskörperstützgerüst ist in der Peripherie dichter, besonders vorne

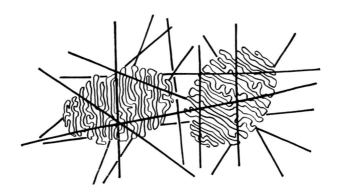

Abb. 12 In die Maschen des kollagenen Gewebes eingebaute Hyaluronsäuremoleküle

Die Zellen befinden sich im Glaskörperkortex. Man trifft sie in einer einzigen Schicht im Abstand von 200 μ von der Mbr. limitans interna der Retina aufgereiht. Ihre Zahl zeigt in Richtung auf die Pars plana, die Papille und entlang den Gefäßen an; in diesen Gebieten gibt es auch tiefer gelegene Zellen (Abb. 13).

Man unterscheidet klassischerweise zwei Arten der Bindegewebszellen: die Hyalozyten und die banalen Fibrozyten; es ist ungewiß, ob diese Unterscheidung heute noch Beachtung verdient.

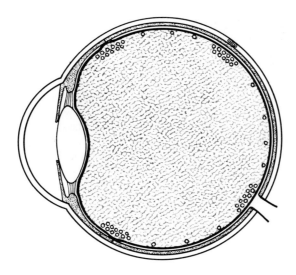

Abb. 13 Anordnung der Glaskörperzellen. Diese finden sich in einer einzigen Schicht in der Glaskörperperipherie angeordnet. Ihre Zahl ist über der Papille, in der Pars plana, in der Gegend des Ziliarkörpers und der Gefäße größer, und sie liegen dort in mehreren Schichten

Die Hyalozyten sind mehr oder weniger runde Zellen, deren Zytoplasma bei spärlichem Ergastoplasma Vakuolen und Granula unterschiedlicher Größe enthält, welche Lipopigmenten und Lysosomen entsprechen und von einer Phagozytoseaktivität zeugen.

Die Fibrozyten sind Zellen mit sehr langen Zytoplasmafortsätzen; ihr Zytoplasma ist arm an Granula, welche zudem die histochemischen Färbemittel der Lysosomen nicht annehmen. Ihr Aussehen ähnelt demjenigen der Oligodendrogliazellen, jedoch erlaubt die Gegenwart zytoplasmatischer Einschlüsse es nicht, sie dem Gliagewebe zuzuordnen.

Zusammenfassung

Der Glaskörper ist ein besonderes Bindegewebe, welches sich in einer Hülle befindet, die aus der Membrana hyaloidea anterior und posterior gebildet wird; letztere finden sich durch die Glaskörperbasis voneinander getrennt, der entlang der Ora serrata gelegenen Insertionszone. Es gibt noch eine andere bedeutende hyaloideo-lentale Anheftungszone, welche beim Erwachsenen schwächer wird.

Der Glaskörper setzt sich aus kollagenen Fibrillen, aus Hyaluronsäure und aus Wasser (99%) zusammen und enthält zwei Arten von Zellen.

3. Physiologie

Ihre Darstellung sei hier auf ein Minimum beschränkt: Wir versuchen, auf zwei Fragen zu antworten.

3.1. Wie lebt der Glaskörper?

Die Physiologie des Glaskörpers wird durch die Stoffwechselaktivität der Hyalozyten bestimmt (Abb. 14): Demnach ist der Kortex ihr Zentrum. Der Hyalozyt leitet tatsächlich die Synthese der Hyaluronsäure dank seiner Transferaseaktivität ein, welche die Glukose in Glukosamin umwandelt und die Bildung eines Polymeres mit relativ geringem Molekulargewicht ermöglicht; dieses muß danach eine weiterreichende extrazelluläre Polymerisation eingehen. In seinem granulären endoplasmatischen Retikulum synthetisiert der Hyalozyt ebenfalls das Tropokollagen. Übrigens müßten die Zellen, welche mit einem beachtlichen enzymatischen System und einem differenzierten Lysosomenapparat ausgestattet sind, durch ihr Phagozytosevermögen eine bedeutende Rolle im Glaskörperkatabolismus spielen. Endlich besitzen die Hyalozyten noch ein thromboplastisches Enzym (welches die Koagulation mit Bildung eines kompakten, wenig elastischen Koagels beschleunigt) und ein fibrinolytisches Enzym.

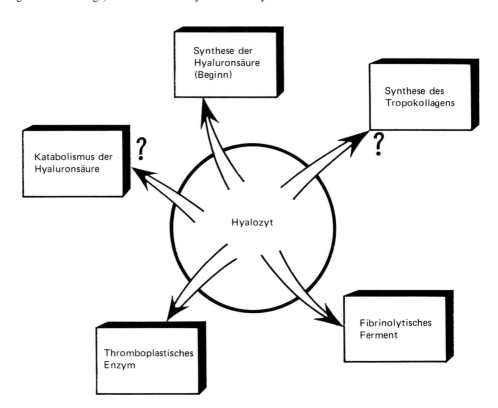

Abb. 14 Bekannte oder sehr wahrscheinliche Aktivitäten des Hyalozyten

Der Glaskörper, ein fast ausschließlich aus freiem Wasser gebildetes Gel, hat einen Refraktionsindex von 1,335 und enthält 1% fester Substanzen; darunter sind die beiden wichtigsten das Kollagen und die Hyaluronsäure. Deren relative Proportionen bedingen die physikalischen Eigenschaften des Glaskörpers (Abb. 15).

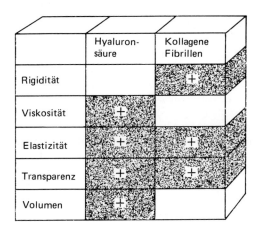

Abb. 15 Jeweilige Rolle der Hyaluronsäure und der kollagenen Fibrillen in der Bestimmung der physikalischen Eigenschaften des Glaskörpers

Die Rigidität ist vom kollagenen Netz abhängig. Sie ist größer in Höhe des Kortex (besonders im Bereich der Mbrr. hyaloideae) als im Zentrum.

Die Viskosität hängt von der Konzentration und von der Größe der Hyaluronsäuremoleküle ab. Sie ist ebenfalls größer in der Peripherie als im Zentrum.

Die Elastizität des Glaskörpers ist von diesen beiden Elementen abhängig.

Die Transparenz oder Durchsichtigkeit des Glaskörpers bleibt nur erhalten, solange sich die Physiologie seines Gels unangetastet findet. Dieser Zustand besteht nur, wenn sich ein harmonisches Gleichgewicht zwischen der unregelmäßigen Verknüpfung der kollagenen Fibrillen und der Glaskörperflüssigkeit einstellt, welche sich hauptsächlich aus den Molekülen der Hyaluronsäure zusammensetzt; letztere finden sich regelmäßig in den Maschen des Netzes verteilt.

Das Volumen des Glaskörpers kann variieren. Das hydratisierte Molekül der Hyaluronsäure bildet eine sehr lange, in sich selbst verwickelte Kette mit negativer Ladung. Die Ausdehnung oder Kontraktion dieses Moleküls bestimmt die Turgeszenz oder die Retraktion des Glaskörpers.

Wechselwirkungen zwischen kollagenem Gerüst und der Hyaluronsäure gibt es sicher: Diese beiden Strukturelemente beschützen sich gegenseitig. Derart stabilisieren die Moleküle der Hyaluronsäure das Kollagengerüst dank des osmotischen Druckes, welchen sie im Inneren ihrer Maschen ausüben.

Die Diffusion im Inneren des Glaskörpers erfolgt langsam; sie hängt von der jeweils betrachteten Substanz ab und besonders von deren Molekulargewicht. Aber es hat den Anschein, daß sich das Wasser im Glaskörper in etwa 15 Minuten vollständig erneuert.

Es sei schließlich erwähnt, daß der Glaskörper einige Antigene zusätzlich zu den Plasmaantigenen enthält.

3.2. Wozu dient der Glaskörper?

Durch seine Masse stützt der Glaskörper die Chorio-Retina und die Sklera, während diese Eigenschaft gegenüber der Linse rein zusätzlich besteht. Er dämpft die Bewegungen des Auges und die erlittenen Stöße. Er schützt die Netzhaut vor Temperaturschwankungen. Es ist ungewiß, ob der Glaskörper eine Reglerfunktion auf den Augeninnendruck ausübt.

Das Glaskörpergel nimmt am Stoffwechselaustausch zwischen dem Blut und den perivitrealen Strukturen teil. Insbesondere liefert es Linse und Retina Metaboliten wie Glukose und reinigt sie von gewissen Abbausubstanzen wie Milch- und Kohlensäure. Alle drei Aufbauelemente des Glaskörperbindegewebes sind an den Diffusionserscheinungen dieser Substanzen im Kortex beteiligt: die Zellen, weil sie Hyaluronsäure absondern, die großen Hyaluronsäuremoleküle, weil sie einen Filter bilden und nur kleinere Moleküle passieren lassen und weil sie die Moleküle mit positiver Ladung anhalten; endlich das Kollagengerüst, weil seine große periphere Fibrillendichte diese Grenze verstärkt. Die enge Verknüpfung der beiden letzten Elemente bedingt, daß jedes fremde Molekül abgestoßen wird (Effekt des ausgeschlossenen Volumens).

3.3. Wie altert und stirbt der Glaskörper?

Diese zwei Fragen entstammen bereits der Physio-Pathologie, welche jetzt besprochen werden soll.

Zusammenfassung

Das Leben des Glaskörpers hängt von der Aktivität der Hyalozyten ab. Die Durchsichtigkeit besteht nur, solange zwischen dem kollagenen Gerüst und den Hyaluronsäuremolekülen ein Gleichgewicht erhalten bleibt. Der Glaskörper stellt ein Stützgewebe und eine Zone für Stoffwechselaustausch mit den anliegenden Geweben dar.

ZWEITER TEIL

Physio-Pathologie

Dieser ganze Teil zielt darauf, den Mechanismus der Glaskörperveränderungen und ihrer Komplikationen herauszustellen; an die klinische Beschreibung wird lediglich erinnert und enzyklopädische Erkenntnisse finden sich vernachlässigt. Es soll dargestellt werden, wie und warum Alterationen auftreten, um daraus die chirurgischen Eingriffe zu rechtfertigen, welche schließlich zum Vorschlag kommen.

Wie jedes andere Organ kann der Glaskörper von Mißbildungen, Degenerationsvorgängen oder verschiedenartigen Aggressionen befallen sein.

Die Mißbildungen werden uns wenig aufhalten; wir wollen lediglich ihre Beschaffenheit und die ihretwegen in Frage kommenden chirurgischen Möglichkeiten ins Gedächtnis rufen.

Alterungsvorgänge des Glaskörpers haben die Besonderheit, frühzeitig und bei direkter Untersuchung sichtbar aufzutreten. Wir halten ihre genaue Kenntnis für überaus wichtig: Tatsächlich haben die dadurch hervorgerufenen grundlegenden Veränderungen zur Folge, daß der Bulbusinhalt vor und nach ihrem Auftreten nur noch die Bezeichnung „Glaskörper" gemeinsam hat. Man wird verstehen, daß ein intraoperativer Glaskörperverlust weder dieselbe Bedeutung hat noch dasselbe Risiko, je nachdem, ob er an einem jungen und gesunden, strukturierten und festen oder an einem gealterten, flüssigen, degenerierten, tatsächlich in Kammerwasser verwandelten Glaskörper auftritt.

Gewisse degenerative Veränderungen des Auges gehen mit einer Glaskörperbeteiligung einher; die bekannteste und am weitesten verbreitete ist die Myopie; diese Glaskörperdegeneration steht der banalen Glaskörperalterung sehr nahe.

Schließlich verändern alle Aggressionen den Glaskörper. Von medizinischer Seite sind es hauptsächlich zwei: Entzündungen und Hämorrhagien. Von chirurgischer Seite treten vier hervor: Perforierende Verletzungen mit oder ohne intraokularem Fremdkörper, Hämorrhagien nach Contusio bulbi, chirurgische Eingriffe in der Umgebung (Diathermie, Kryotherapie, Photokoagulation, auch mit Laserstrahlen, Linsenextraktion), endlich Glaskörperverluste im Verlauf eines chirurgischen Eingriffs am vorderen oder hinteren Bulbusabschnitt.

Alle diese Glaskörperveränderungen können ungeachtet ihrer Ursache mehr oder weniger die benachbarten Strukturen beeinflussen, die Netzhaut oder die vorderen Abschnitte: Nach Befall von Degenerationsprozessen wie nach Aggressionen kann der Glaskörper Komplikationen am Auge hervorrufen.

Jede Ursache einer Glaskörperveränderung wirkt auf eigene Weise, und die Gegenwart so unterschiedlicher Elemente wie Blut oder ein Kupfersplitter prägt dem klinischen Verlauf ein deutlich anderes Bild auf. Demgegenüber steht eine relativ geringe Anzahl von Arten der Glaskörperreaktion, nämlich schematisch nur sechs: Lokalisierte Adhärenz, Verflüssigung, Abhebung der hinteren Glaskörperlamelle, Entzündung, Organisation und Retraktion. Diese verschiedenen Zustände können ineinander übergehen oder aufeinander folgen. Allenfalls und ungeachtet der anfänglichen Aggression antwortet der Glaskörper mit einer oder mehreren dieser Reaktionsarten (Abb. 16).

Daraus erwächst die Notwendigkeit für zwei Hauptkapitel in der Beschreibung der Physio-Pathologie; im ersten werden die großen Typen der Glaskörperreaktion dargelegt; das zweite gibt eine Beschreibung der Haupteigenschaften der Glaskörperveränderungen in Funktion ihrer Ätiologie; dabei findet ihr möglicher Einfluß auf die Netzhaut und die vorderen Abschnitte besondere Beachtung; endlich wird ein letztes sehr kurzes Kapitel den Produkten für einen Glaskörperersatz gewidmet sein, um das Wesentliche zu zeigen, nämlich, was aus ihnen nach der Injektion in den Glaskörperraum wird.

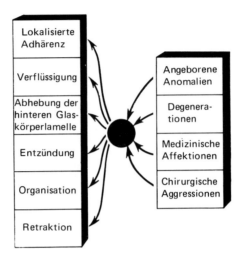

Abb. 16 Einer Vielzahl von Arten der Glaskörperaggression steht eine begrenzte Anzahl von Arten seiner Reaktion gegenüber

1. Arten der Glaskörperreaktion

Lassen Sie uns die sechs Reaktionsweisen des Glaskörpers auf eine Aggression irgendeiner Art betrachten. Es handelt sich sicherlich um eine Schematisierung, aber sie trägt den Tatsachen ziemlich genau Rechnung.

1.1. Lokalisierte Adhärenz

Im vorangehenden Kapitel haben wir gesehen, daß die Mbr. hyaloidea posterior Adhärenzzonen besitzt, nach vorne in der Pars plana (entlang der Ora serrata) und nach hinten ringsherum um die Papille; diese festen Anheftungszonen halten die Mbr. hyaloidea an Ort und Stelle. Es gibt außerdem noch andere bevorzugte Orte, von denen man noch nicht eindeutig weiß, ob sich an ihnen Anheftungen befinden oder nicht; an erster Stelle denkt man dabei an die Gefäßaufzweigungen der Netzhautperipherie; es ist sehr wahrscheinlich, daß sich dort physiologische Anheftungen geringer Festigkeit ausbilden.

Gewisse Umstände können die Ausbildung neuer Adhärenzen auslösen; der gewöhnlichste ist die Entzündung. Man weiß in der Tat, daß bei einer inflammatorischen Reaktion der Chorioidea und Retina sich meistens parallel eine Entzündungsreaktion des anliegenden Glaskörpers ausbildet, sobald diese Entzündung ein gewisses Ausmaß übersteigt. Beim Abklingen der entzündlichen Erscheinungen betrifft die Narbenbildung alle betroffenen Schichten, darunter außer der Netz- und Aderhaut auch den Glaskörper.

Die Güte der entstehenden Adhärenz ist selbstverständlich eine Funktion der Fläche der betroffenen Zone und des Grades der Entzündung. Gewöhnlich sieht man im Falle einer Chorioiditis oder Chorioretinitis eine Narbe am Augenhintergrund, aber es ist schwer, die Glaskörpersynechie nachzuweisen; histologisch erscheint die Netzhaut verdünnt und die chorioretinale Narbe sehr fest (Abb. 17a).

Wenn hingegen die Entzündung weniger ausgeprägt war, findet sich die Retina weniger geschrumpft und die Verschmelzung von Ader- und Netzhaut lockerer, und zwar derart, daß die Anheftung manchmal zwischen der Mbr. hyaloidea und der Netzhautgrenzmembran stärker ist als zwischen der Sinneszellschicht und dem Pigmentepithel (Abb. 17b); dieser Erkenntnis kommt grundlegende Bedeutung zu, denn sie erlaubt es, die Art der Entstehung einer nicht zu vernachlässigenden Anzahl von Netzhautlöchern zu erklären.

Aber außer diesen chorioretinitischen Läsionen treten wahrscheinlich kleine Schübe einer vitreo-retinalen Entzündung auf, die sich schleichend entwickeln und keine sichtbaren Veränderungen der Chorioidea oder des Pigmentepithels hervorrufen. Sie bevorzugen die Höhe der Gefäßbifurkationen, wo vielleicht schon normalerweise Adhärenzen bestehen (Abb. 17c); dieses erklärt auch die Häufigkeit, mit welcher man Netzhautrisse mit Deckel an Gefäßaufzweigungen findet.

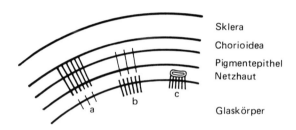

Abb. 17 Die am deutlichsten sichtbaren Narben sind gewöhnlich chorioretinal oder sklero-chorioretinal, sie sind fest (a). Manchmal sind sie wenig sichtbar, aber ihre größte Festigkeit befindet sich zwischen der Sinneszellschicht und dem Glaskörper, was zu einem Netzhautriß führen kann (b). Adhärenzen dieses Typs befinden sich manchmal in Nachbarschaft der Gefäße (c)

Es bleibt noch zu bemerken, daß die Entwicklung einer vitreo-retinalen Adhärenz eine Entzündung voraussetzt; im Gegensatz dazu werden die degenerativen Veränderungen der Netz- und Aderhautperipherie gewöhnlich nicht von Glaskörperadhärenzen begleitet. Diese Behauptung muß übrigens eingeschränkt werden, denn man weiß neuerdings, daß sich die Glaskörperbasis jenseits des 30. Lebensjahres bis fast zum Äquator nach hinten verschiebt.

Wie dem auch sei, diese Adhärenzen befinden sich nicht nur an der Oberfläche, sondern ziehen auch tiefer in den Glaskörperraum hinein. In den häufigsten Fällen reicht die Glaskörperbeteiligung wenig in die Tiefe; hingegen nach besonders heftiger Entzündungsreaktion oder, wenn die Narbenbildung beispielsweise durch eine durchschlagende Verletzung hervorgerufen wird, dehnen sich die intravitrealen Erscheinungen aus; so entstehen Glaskörperstränge, welche im Rahmen der Organisation des Glaskörpers untersucht werden sollen.

20 Physio-Pathologie

1.2. Glaskörperverflüssigung

Die Verflüssigung des Glaskörpers ist die häufigste Art seiner Umbildung; sie kann spontan oder als Folge einer Aggression auftreten.

Es wurde dargelegt, daß der Glaskörper aus einer Art Gel besteht, welches aus einem Gerüst von in allen Richtungen untereinander verwobenen kollagenen Fibrillen durchzogen wird, und daß die Moleküle der Hyaluronsäure derart gefaltet und untereinander verknäuelt sind, daß sie die von den kollagenen Fibrillen begrenzten Hohlräume ausfüllen. Diese stark hydrophile Struktur erlaubt es, eine beträchtliche, vor allem variable Wassermenge zu binden. Die Verteilung von Kollagen und Hyaluronsäure im Glaskörper selbst ist nicht homogen, sondern man kennt im Zentrum eine Zone, in welcher das Gerüst weniger dicht und die Moleküle der Hyaluronsäure weniger zahlreich liegen.

Aus unterschiedlichen Gründen (Fremdkörper, Blut, Entzündung, Ultraschall) tritt eine Zersetzung oder ein Ausfallen der Hyaluronsäuremoleküle ein. Diese verlieren damit ihre architektonischen Eigenschaften, während die Kollagenfibrillen sich fortwährend verändern und agglomerieren. So finden sich im Glaskörper echte Hohlräume, welche von einer Flüssigkeit ausgefüllt werden, welche dem Kammerwasser ähnelt (Abb. 18).

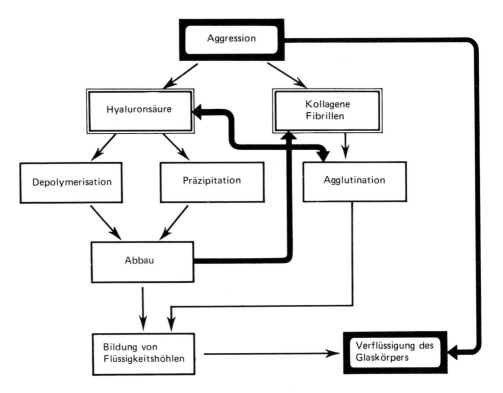

Abb. 18 Der Abbau der Hyaluronsäure und die Agglutination der kollagenen Fibrillen führen zur Verflüssigung des Glaskörpers

Die beobachteten Befunde sind von der ursächlichen Glaskörperveränderung abhängig, worauf später eingegangen werden soll. Es ist hingegen grundlegend wichtig, ab sofort folgende Tatsache zu betonen: Ungeachtet der Art der Aggression und, ohne die anderen möglichen Reaktionsweisen vorwegzunehmen, tritt im befallenen Glaskörperareal immer eine Verflüssigung ein. Man kann sagen, daß diese Regel keine Ausnahme duldet: *Allein das Einbringen einer Nadel in den Glaskörper reicht zu einer Verflüssigung des letzteren im Verlauf ihres Trajekts.*

Man kann schematisch zwei Arten der Glaskörperverflüssigung einander gegenüberstellen: Die erste ist gewöhnlich die Folge eines Unfalls im weiteren Sinne des Wortes; die verflüssigte Zone entspricht der traumatisierten und dehnt sich nach einer gewissen Zeit nicht weiter aus. Die zweite sieht man im Verlaufe spontaner Prozesse; die Verflüssigung beginnt in mehreren kleinen Zonen, welche im Laufe der Entwicklung zusammenfließen und eine große zentrale Blase bilden (Abb. 19).

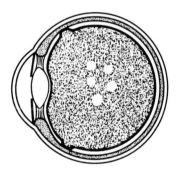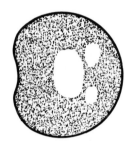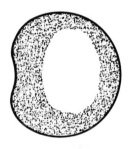

Abb. 19 Die Entwicklung der Glaskörperverflüssigung: Das Zusammenfließen der Höhlen bis zur Bildung einer großen zentralen Blase

In diesem Stadium erkennt man hinter der Linse eine vordere Glaskörperschale mit fibrillärer Umwandlung; weiter hinten findet sich eine optisch leere Zone; noch weiter hinten — dabei ist es notwendig, den Hebel der Spaltlampe maximal vorzubewegen — sieht man eine Glaskörperschicht fast die Netzhaut berühren. Es ist sehr wichtig, diese hintere Glaskörperschicht darzustellen (sei es nach hinten, sei es nach oben, wohin sie die Glaskörperbasis verlängert), denn dies erlaubt die Differentialdiagnose zwischen einer intravitrealen Wasserblase und einer hinteren Glaskörperabhebung mit Kollaps.

Die einfache Glaskörperverflüssigung erfolgt unter Einbeziehung des größten Teils vom Glaskörperraum; nach Ablauf einer gewissen Zeit verbleibt nurmehr eine Glaskörperhülle, welche zudem noch degeneriert ist; denn das kollagene Stützgerüst hat sich verändert und umgibt eine sehr große, optisch leere und mit Kammerwasser angefüllte Zone. Anschließend entwickelt sich gewöhnlich eine hintere Glaskörperabhebung, welche nunmehr besprochen werden soll.

1.3. Hintere Glaskörperabhebung

Es gibt zwei Formen der hinteren Glaskörperabhebung; sie müssen voneinander entgegengesetzter Natur sein, denn sie bieten weder das gleiche Aussehen noch dieselbe Bedeutung. Wir werden nacheinander *die generalisierte Form* und *die lokalisierte Form* beschreiben.

1.3.1. Die generalisierte Form

Sie ist die häufigste; gewöhnlich folgt sie den ersten Verflüssigungszeichen. Die Bildung einer hinteren Glaskörperabhebung kann man sich auf die folgende Weise vorstellen.

Am Ende einer gewissen Entwicklungszeit nähert sich die zentrale Flüssigkeitsblase, welche regelmäßig wächst, der Glaskörperbegrenzung, bis sie diese durchbricht. So finden sich die flüssige Glaskörperhöhle und der virtuelle Raum zwischen Mbr. hyaloidea posterior und Mbr. limitans interna miteinander in Verbindung gebracht. In diesem Augenblick, meistens ganz plötzlich, gleitet alle Flüssigkeit aus der Glaskörperhöhle hinter die Mbr. hyaloidea posterior: So vollzieht sich die Abhebung des Glaskörpers (Abb. 20).

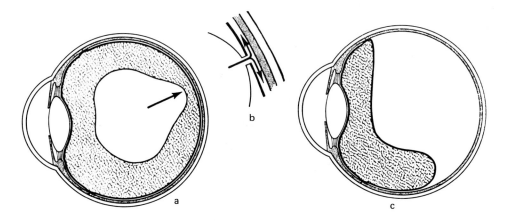

Abb. 20 Ausbildung der hinteren Glaskörperabhebung. Allgemein angenommene Theorie: Öffnung der zentralen Flüssigkeitshöhle (a) in den inter-hyaloideo-retinalen Raum (b), was zum Kollaps (c) führt

Sie geht von der hinteren Begrenzung der oberen Glaskörperbasis aus und verläuft entlang seiner Hinterfläche bis zu einem Punkt hinab, welcher sich gewöhnlich auf halber Höhe zwischen der Papille und der Ora bei 6 Uhr befindet; sie nimmt langsam zu, bis sich alles, was vom Glaskörper übrig bleibt, vorne unten kollabiert findet, während der ganze hintere und obere Teil des Augeninnern mit Kammerwasser angefüllt bleibt.

Es gibt noch eine andere physio-pathologische Erklärung für die hintere Ablösung des Glaskörpers und seinen Kollaps. Einige Autoren sind der Ansicht, daß sich im Kontakt mit der Retina Verflüssigungszonen bilden; deren Zusammenfließen schafft immer ausgedehntere Flüssigkeitsräume, bis sich eine breite hintere Zone findet (Abb. 21).

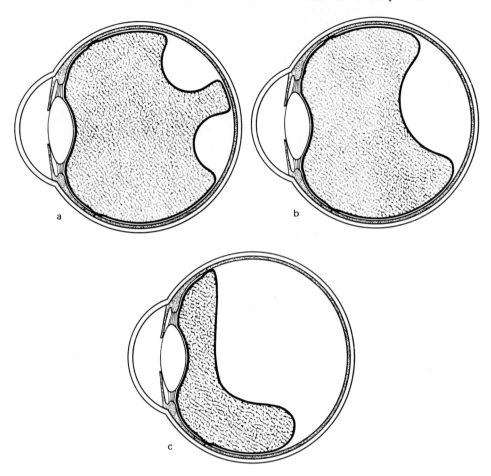

Abb. 21 Eine andere physio-pathologische Hypothese, welche die Ausbildung einer hinteren Glaskörperabhebung erklärt: Auftreten und danach Zusammenfließen der in Kontakt mit der hinteren Grenzfläche entstandenen Blasen

Bei dieser Hypothese würde es sich um eine intravitreale Glaskörperabhebung handeln, und zwar ohne Perforation der Mbr. hyaloidea posterior.

   Wie dem auch sei: Dieses Ereignis kündigt sich gewöhnlich durch eine Reihe von Symptomen an, welche kurz ins Gedächtnis gerufen werden sollen: Plötzliches Auftreten eines dichten Schwarmes von fliegenden Mücken; möglicherweise Wahrnehmung von Phosphenen, welche Zugwirkungen zum Ausdruck bringen, denen die Netzhaut im Augenblick des Kollapses unterworfen ist; endlich das Erscheinen eines Schleiers, welcher der plötzlichen Verdichtung der Glaskörperfibrillen im vorderen und unteren Teil des Auges in der optischen Achse entspricht.

   Physikalisch stellt sich die hintere Glaskörperabhebung mit Kollaps im Dreispiegelglas in der Form eines langgezogenen „S" dar; dieses geht von der oberen Ora aus, beschreibt eine erste vertikale, nach vorn konkave Kurve etwa in Höhe des Sehbereiches, dann eine zweite, nach hinten konkave Windung, welche sich in der Masse des unteren Glaskörpers verliert. Auf der hinteren Mbr. hyaloidea sieht man den Glaskörperring, welcher der ehemaligen Insertion des Glaskörpers an der Papille entspricht (Abb. 22).

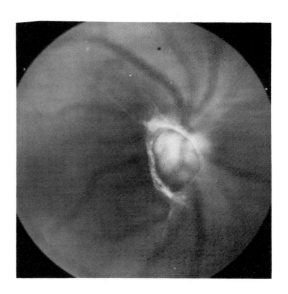

Abb. 22 Peripapillärer Ring (nach *Weiss* – Anm. des Übersetzers)

Es ist manchmal beschwerlich, die hintere Abhebung mit Kollaps von der zentralen Glaskörperverflüssigung zu unterscheiden. Sie sehen tatsächlich gleich aus bis auf den Unterschied, daß man bei der zentralen Glaskörperverflüssigung ohne hintere Abhebung eine Glaskörperschicht vor der Retina findet; aber diese ist schwer zu sehen, denn sie ist manchmal sehr dünn; man kann der Transparenz der Schicht, welche den retrolentalen Glaskörper nach hinten abgrenzt, eine gewisse Bedeutung beimessen: sie ist im allgemeinen herabgesetzt, wenn es sich um die Mbr. hyaloidea posterior handelt.

Es ist immerhin sehr bedeutsam, den Zustand des Glaskörpers genau zu kennen. Wenn tatsächlich eine hintere Glaskörperablösung stattgefunden hat, sind eine Reihe von möglichen Komplikationen bereits nicht eingetreten, unter ihnen eine Netzhautablösung, und man kann relativ zuversichtlich bleiben. Wenn dagegen der Glaskörper eine größere zentrale Degeneration umschließt, aber noch nicht abgelöst ist, muß man im Augenblick des unvermeidlichen Einreißens der Hyaloidea posterior eine gewisse Reihe von Komplikationen fürchten, welche an einen plötzlichen Glaskörperzusammenbruch gebunden sind. Solche Patienten wird man demzufolge mehr überwachen als andere, zumal solange man weiß, daß die hintere Glaskörperablösung noch nicht eingetreten ist.

Jedenfalls hat das Bestehen einer hinteren Glaskörperabhebung mit Kollaps in chirurgischer Hinsicht sehr wichtige Konsequenzen, und es ist unerläßlich, dieses Schema dauernd vor Augen zu haben, denn ein solcher Glaskörper unterscheidet sich grundsätzlich von einem normalen. So sieht man im Verlauf eines intraoperativen Glaskörperverlustes zunächst ein wenig normal aussehendes Corpus hervorquellen: Es entspricht der vorderen Glaskörperschicht, welche die Pupillargegend abgrenzt; dahinter entquillt dem Auge unter gleichzeitigem Zusammenfallen des Bulbus eine beträchtliche Flüssigkeitsmenge, welche dem Kammerwasser vergleichbar ist: Diese füllte den Bulbusraum hinter dem kollabierten Glaskörper aus.

Man wird weiter unten sehen, daß Komplikationen bei einem solchen Glaskörper anderer Art sind als jene, die man bei einem gesunden und normal aufgebauten Corpus beobachtet. Desgleichen sind viele „Glaskörperpunktionen" in Wirklichkeit Absaugungen des hinter dem kollabierten oder neben dem zurückgedrängten Glaskörper befindlichen Kammerwassers.

Ein anderer Typ der hinteren Glaskörperabhebung wird als solcher ohne Kollaps bezeichnet (Abb. 23). Er ist sehr viel seltener, um nicht zu sagen eine Ausnahme, und findet sich vor allem nach Verletzungen, Blutungen oder Entzündungen in einem vorher normalen Glaskörper. Er wandelt sich nicht in eine Ablösung mit Kollaps um und scheint lediglich die Haupterscheinungsform der lokalen Glaskörperabhebung zu sein, welche nunmehr dargestellt werden soll.

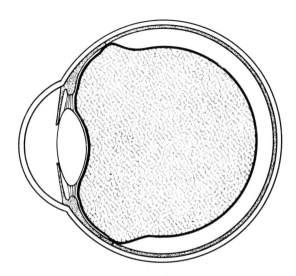

Abb. 23 Hintere Glaskörperabhebung ohne Kollaps, seltene Form dieser Erkrankung

1.3.2. Lokalisierte Form

Hier liegen die Dinge schematisch gesehen vollkommen anders. Es handelt sich fast immer um eine Reaktion auf eine lokale Aggression im Bereich der Netz- und Aderhaut. So stellt sich im Verlauf einer jeden Entzündung eine leicht zu beobachtende hintere Glaskörperabhebung ein; in der Tat sammelt sich im abgehobenen Bereich zwischen der Mbr. hyaloidea posterior und der Mbr. limitans interna eine hyperalbuminöse Flüssigkeit mit zellulären Elementen an; diese agglutinieren sich derart, daß sich regelrechte Präzipitate bilden, welche sich an der Hinterfläche der Mbr. hyaloidea posterior absetzen; man nimmt dieses bei der Ophthalmoskopie durch den parallaktischen Effekt wahr; man sieht es noch besser mit Hilfe des Dreispiegelglases.

Eine andere Erkrankung, bei welcher gewöhnlich eine lokalisierte hintere Glaskörperabhebung besteht, ist die Netzhautablösung. Man erkennt dies vor der Operation ziemlich gut, aber es läßt sich danach viel besser darstellen, denn häufig haben sich Pigmentansammlungen auf der Hinterfläche der Mbr. hyaloidea posterior abgesetzt, was diese deutlicher sichtbar macht.

1.4. Entzündung

Die Entzündung des Glaskörpers, eine häufig beobachtete Erscheinung, erkennt man an einer Zellvermehrung, einer Erhöhung des Eiweißgehaltes im Glaskörper und an Denaturationserscheinungen des kollagenen Gewebes und der Hyaluronsäure. Häufig hellt sich der Glaskörper wieder auf, jedoch bleiben als Folgen lokalisierte Verflüssigungszonen; in anderen Fällen entwickelt sich eine Organisation des Glaskörpers mit Pseudomembranen und vielfältigen Kammerungen.

Die entzündliche Reaktion nimmt immer mehr oder weniger an Phänomenen wie Organisation und Retraktion des Glaskörpers teil, auf welche jetzt eingegangen werden soll.

1.5. Organisation des Glaskörpers

Man versteht unter Organisation des Glaskörpers eine ganze Reihe von Veränderungen mit verschiedener Ursache und Manifestation. Eine der meist beobachtetsten ist der Glaskörperstrang (Abb. 24); er bildet sich als Folge einer Entzündung, einer Glaskörperperforation durch einen Fremdkörper, einer Hämorrhagie oder einer therapeutischen Überdosierung. Er ist bindegewebigen Ursprungs und entsteht aus verschiedenartigen Bindegewebszellen: Seien es die Glaskörperfibrozyten, die Zellen, welche im Augenblick der Perforation des Fremdkörpers gewissermaßen in den Glaskörper ausgesät werden oder sekundär aus der Skleralefze abreißen (und episkleralen Ursprungs sind), oder seien es

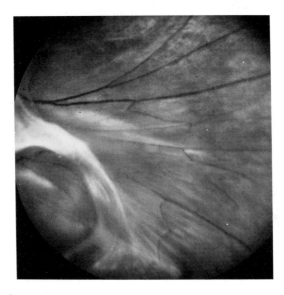

Abb. 24 Glaskörperstrang

endlich dem Blut entstammende Zellen. Der Glaskörperstrang kann ebenso aus der Agglomeration kollagener Fibrillen hervorgehen; tatsächlich sind beide Mechanismen, der zelluläre und der fibrilläre, gewöhnlich ineinander verwoben.

Es gibt Glaskörperstränge verschiedenen Typs: Sie können sehr fein, wenig gespannt, beweglich und nur an einem Ende verankert sein oder im Gegenteil sehr breit (manchmal mehrere Millimeter), straff gespannt und an beiden Enden solide befestigt; diese letzte Art von Strängen (Abb. 25) scheint im Verlauf ihrer Entstehung eine Retraktion zu erleiden, welche zu ihrer normalen Entwicklung gehört. Diese Retraktion bildet fast immer den Ausgangspunkt für retinale Komplikationen.

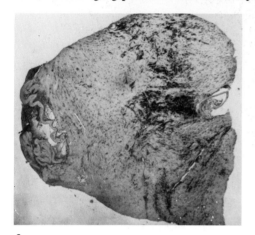 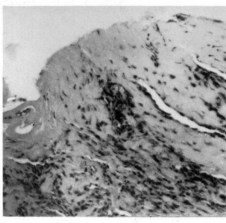

a b

Abb. 25 Histologischer Schnitt eines Glaskörperstranges, welcher operativ auf vorderem Wege entnommen wurde: a) Dichtes und pigmentiertes Bindegewebe mit einem Linsenkapselrest an jedem Ende. b) Links ein Kapselrest; unten pigmentierte Zellen; rechts feine Gefäße, welche das Bindegewebe durchdringen. (Die Bilder verdanken wir der Freundlichkeit des Dr. *Peter Dhermy*)

Außer den Strängen verdienen die Glaskörpermembranen Beachtung; auch sie sind Folgen einer Hämorrhagie oder einer Entzündung; sie bilden sich mit Vorliebe in einer frontalen Ebene vor den vorderen Schichten des Glaskörpers und weisen unterschiedliche Dichte und Spannung auf. Man unterscheidet sie von der zyklitischen Membran, einem fibrovaskulären Gebilde, welches dem Corpus ciliare entstammt und sich manchmal von vorne an die Membrana hyaloidea anterior anlegt.

Eine andere Form der Glaskörperorganisation stellt die Membrana neohyaloidea dar (Abb. 26); man ist immer überrascht, nach intraoperativem Glaskörperverlust mit korrekter Vorderkammertoilette festzustellen, wie sich der Glaskörper hinter die Iris zurückzieht; in einigen Wochen (und manchmal sogar in einigen Tagen) zeigt sich eine echte Mbr. hyaloidea; es handelt sich wahrscheinlich um eine Glaskörperverdichtung, welche durch eine blande Entzündung hervorgerufen worden ist. Die Beschaffenheit dieser Mbr. neohyaloidea ist von Bedeutung, denn unter guten Bedingungen und bei einer Reduktion der Entzündungszeichen auf ein Minimum ist sie dünn und einer normalen Mbr. hyaloidea vergleichbar, dann birgt sie weder Gefahr der Retraktion noch ein optisches Hindernis; im gegenteiligen Fall, wenn sie sich in einer entzündlichen Umgebung ausbildet, wird sie dicht, spannt sich, bildet ein optisches Hindernis und verdient die Bezeichnung einer tertiären Katarakt.

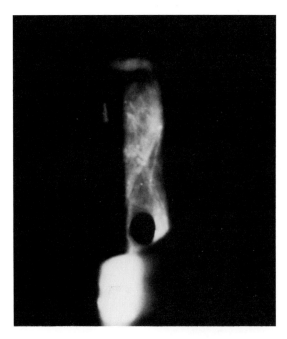

Abb. 26 Gespannte und verdichtete Mbr. neohyaloidea nach Glaskörperaustausch; unten spontane Dehiszenz

So finden sich unter der Bezeichnung Glaskörperorganisation verschiedene Veränderungen eingeordnet, welche von der einfachen echten Mbr. neohyaloidea bis zur ausgeprägten Organisation mit Pseudomembranen, vielfach gekammerten Taschen und Glaskörpersträngen reichen.

1.6. Glaskörperretraktion

Diese besteht in einer besonderen Entwicklungsweise bei der Netzhautablösung. Man sieht sie vor allem im Falle einer gleichzeitigen Glaskörperblutung, bei einer Aphakie, nach wiederholten Netzhautoperationen und nach technischen Fehlern wie Überdosierung chorioidaler Aggressionen (sei es nun Diathermie, Kryotherapie oder Photokoagulation).

Man kann Schrumpfungen des Glaskörpers auch im Verlauf von schweren Glaskörperentzündungen oder als Folge größerer Traumen mit Perforation, Fremdkörper, Hämorrhagie und Kontusion beobachten.

Klinisch erkennt man sie leicht am Auftreten einer großen zirkulären, prääquatorialen Falte, hinter welcher die Netzhaut trichterförmig geschrumpft liegt. Das Ganze ist erstarrt und unbeweglich*. Nur zu Beginn der Retraktion und vor dem Eintreten der Netzhautschrumpfung ist noch ein chirurgischer Eingriff möglich.

---

* Anmerkung des Übersetzers: „Windenblüten-Amotio".

2. Besondere Eigenschaften der Glaskörperveränderungen entsprechend ihrer jeweiligen Entstehungsweise

Dieses Kapitel bringt den Versuch, die Rolle der Reaktionsweise des Glaskörpers als Folge der jeweiligen Aggressionsart zu untersuchen. Nacheinander erfolgt die Darstellung von vier Entstehungsweisen oder ätiologischen Gruppen: Kongenitale Anomalien, Degenerationen und Folgen medizinischer oder chirurgischer Behandlung.

2.1. Kongenitale Anomalien

Es seien nur zwei von ihnen aufgeführt, welche sich als einzige einer chirurgischen Behandlung zugänglich erweisen.

Das Persistieren der A. hyaloidea ist gewöhnlich unvollständig; in einigen Fällen zeigen sich die Anomalien ausgeprägter: wenn beispielsweise ein gespannter Bindegewebsstrang die Netzhaut am hinteren Pol abhebt (Abb. 27a) oder sich dichte Glaskörperschleier aus Resten der Gefäßtuniken zusammenlegen oder endlich, daß sich eine von der Papille gelöste Bindegewebsmasse hinter die Linse legt (Abb. 27b). Die optische Auswirkung kann in allen diesen Fällen sehr störend sein.

Das Persistieren des primordialen Glaskörpers ist eine fortschreitende Erkrankung, welche wegen intravitrealer Hämorrhagie oder Pupillarblock infolge einer Kapselruptur mit Linsenquellung fast immer zur Enukleation führt. Man muß bei der primär retrolentalen Trübung ein Persistieren der A. hyaloidea und vor allem ein Retinoblastom ausschließen. Die Schwierigkeit dieser letzten Differentialdiagnose und die Furcht einer Verwechslung erklären die Häufigkeit, mit welcher die Enukleation angeordnet wird.

Das hyaloidale Gefäß erreicht die fibrovaskuläre Membran von ihrer nasalen Seite: Es ist wichtig, dies zu bedenken, wenn man das retrolentale Gebilde chirurgisch angeht.

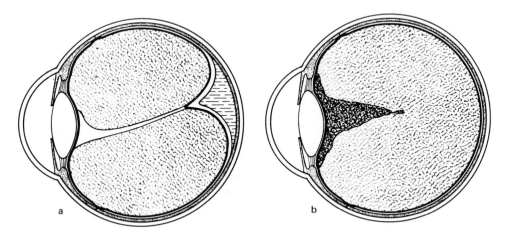

Abb. 27 Persistieren von Teilen der A. hyaloidea: a) Traktionsamotio durch einen bindegewebigen Rest; b) Retrolentale Bindegewebsmasse

30 Physio-Pathologie

2.2. Glaskörperdegeneration

Sie finden sich im Verlauf verschiedener Erkrankungen. Wir werden vier Gruppen darstellen.

1. **Senile Degeneration.** Die Glaskörperalterung ist die reinste Form seines Zerfalls; es handelt sich tatsächlich um eine spontane Veränderung, welche ohne jegliches Trauma oder Entzündung auftritt. Während des gesamten Verlaufes läßt sich der Glaskörper ohne Manipulation oder Präparation ausgezeichnet beobachten, was im Organismus ganz außergewöhnlich ist: So kann man regelmäßig seine Entwicklung verfolgen (Abb. 28).

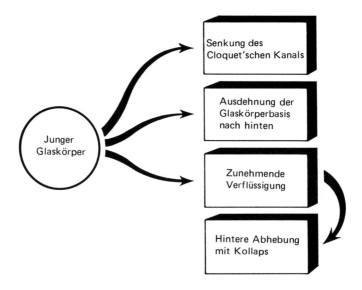

Abb. 28 Veränderungen des Glaskörpers im Laufe des Lebens

Eines der ersten Anzeichen für den dauernden Umbau innerhalb des Glaskörpers ist die progressive Senkung des Cloquet'schen Kanals: Er verläuft bei der Geburt fast horizontal und schlängelt sich immer mehr, wobei sich gleichzeitig sein Weg unter die Bulbusachse senkt. Eine andere bedeutende Veränderung ist die Ausdehnung der Glaskörperbasis nach hinten: Während die vitreoretinale Adhärenz beim jungen Menschen die Ora kaum überschreitet, kann sie sich beim älteren Menschen bis zum Äquator ausdehnen. Da sich diese Adhärenz nicht lösen läßt, erklärt man sich daraus die Häufigkeit der Traktionsrisse durch Glaskörperstränge.

Das Erscheinungsbild der Glaskörperalterung deckt sich zum großen Teil mit demjenigen, welches unter dem Namen der Glaskörperverflüssigung beschrieben worden ist. Tatsächlich ist letztere das vorherrschende Phänomen. Die Umwandlung des Gerüstes erfolgt langsam fortschreitend; die ersten Anzeichen lassen sich im Zentrum des Glaskörpers erkennen, welches sich aufhellt und danach optisch leer wird, sobald anfänglich dort lagernde Ansammlungen von Fibrillen eliminiert worden sind; der Vorgang schreitet langsam fort, der Kammerwasseranteil steigt regelmäßig und die Blase aus Kammerwasser wandert mehr und mehr auf die Mbr. hyaloidea posterior zu. In diesem Stadium ist, wie wiederholt werden soll, die differentialdiagnostische Abgrenzung von einer hinteren Glaskörperabhebung mit Kollaps schwierig; mit äußerster Sorgfalt muß man eine Glaskörperschicht hinter der optisch leeren Zone und vor der Mbr. limitans interna suchen. Die zentrale Verflüssigung geht mit einer Veränderung der kollagenen Fasern einher, welche sich in der Peripherie agglutinieren.

Das zweite Stadium der Glaskörperalterung ist die hintere Abhebung, welche fast immer von einem Kollaps begleitet wird. Sie tritt mit nicht zu vernachlässigender Häufigkeit zwischen 60 und 70 Jahren auf und ist jenseits dieses Alters nur in Ausnahmefällen nicht vorhanden.

2. **Myope Degeneration.** Hier wiederum ähnelt das klinische Bild wie bei der Glaskörperalterung auffallend demjenigen der Glaskörperverflüssigung, aus welcher sich die hintere Abhebung mit Kollaps entwickelt. Es gilt inzwischen als klassisch, die mikro- der makrofibrillären Degeneration gegenüberzustellen.

Die erste läßt sich vor allem bei Myopen des mittleren Lebensalters beobachten, deren Familienanamnese keine Netzhautablösung verzeichnet. Die zweite tritt bei Kurzsichtigen wie auch bei Emmetropen auf; sie fällt durch ihre Manifestation vor der Pubertät auf; die Glaskörperverflüssigung ist vollständig und führt rasch zur Abhebung und zum Kollaps; man sieht an der Hinterfläche der Linse große miteinander verflochtene Fibrillen. In der Tat, wie sich die mikrofibrilläre myope Degeneration der senilen, so nähert sich die makrofibrilläre mit autosomal dominanter Vererbung den anderen familiären Degenerationen, welche jetzt besprochen werden sollen.

3. **Erbliche Degenerationen.** Sie lassen sich schnell erläutern, da sie hinsichtlich des Glaskörpers wenig Besonderheiten bieten.

Die hyaloideo-retinale Degeneration nach *Wagner* bezeichnet im Glaskörper eine vollständige und frühzeitige Zerstörung des Stützgerüstes: Sie besteht in einer reinen Verflüssigung, welche mit einer hinteren Glaskörperabhebung einhergeht. Als Besonderheit findet sich eine Verdickung und ein gefenstertes Aussehen der Mbr. hyaloidea posterior. Die Vererbung erfolgt dominant.

Die juvenile Retinoschisis mit rezessivem, geschlechtsgebundenen Erbgang zeigt wenig Glaskörperveränderungen.

Die idiopathische juvenile Retinoschisis mit Hemeralopie und autosomal rezessivem Erbgang wird im Gegensatz dazu von schweren Glaskörperalterationen vom Typ der Verflüssigung mit Bildung lokalisierter Glaskörperstränge begleitet.

4. **Synchisis scintillans und Scintillatio nivea** (asteroide Hyalose). Wir können sie nur erwähnen, denn ihre chirurgische Bedeutung ist gleich Null. Erstere tritt in stark angegriffenen Bulbi auf; ihre glänzenden Teilchen bestehen aus Cholesterinkristallen. Die zweite (Abb. 29), häufigere findet sich oft in sonst gesunden Augen; ihre leuchtenden Partikel setzen sich aus Natrium-Stearat und -Palmitat zusammen.

2.3. Medizinische Noxen

Aus ihrer bunten Anzahl möchten wir nur zwei aufzeigen: Die Hämorrhagien und die Entzündungen des Glaskörpers.

32 Physio-Pathologie

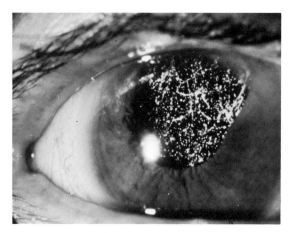

Abb. 29 Scintillatio nivea (asteroide Hyalose)

2.3.1. Glaskörperblutungen

Es gibt sehr zahlreiche Arten davon. Ihr Ausmaß kann von der kleinen begrenzten Petechie bis zur massiven Einblutung in den gesamten Glaskörperraum reichen; im letzteren Fall bildet sich unabhängig von der Lokalisation ein kompaktes Koagel ohne Resorptionstendenz; im Falle einer begrenzten Hämorrhagie spielt ihre Lage eine große Rolle für den weiteren Verlauf.

2.3.1.1. Lokalisation

Tatsächlich sind einige sogenannte Glaskörperblutungen keine echten (Abb. 30); das trifft besonders für den Fall einer solchen zu, welche zwischen der Linse und der Mbr. hyaloidea anterior sitzt: Sie bedingt ein vollständiges Erlöschen des Pupillenleuchtens und läßt dem Patienten keine Sehschärfe; so wirkt sie zunächst beunruhigend und geht dennoch in einigen Stunden oder Tagen (im allgemeinen in sehr kurzem Zeitabstand) vollständig zurück. Wahrscheinlich gibt es auch Hämorrhagien im hinteren Bulbusabschnitt zwischen der Mbr. hyaloidea posterior und der Mbr. limitans interna. Desgleichen sitzen einige Hämorrhagien an der Linsenperipherie im Hannover'schen Raum; sie geben den Eindruck einer lateralen Glaskörperblutung, während sich das Blut in Wirklichkeit außerhalb der Mbr. hyaloidea befindet.

Unter den Glaskörperblutungen im eigentlichen Sinne verdienen mehrere Formen Beachtung (Abb. 31); eine relativ seltene findet sich im Cloquet'schen Kanal; bei geringer Ausdehnung erkennt man dann eine zentrale Opazität, aber tatsächlich ergießt sie sich meistens nach vorne (wie der Cloquet'sche Kanal) in den retrolentalen Raum. Sie hat die kennzeichnende Eigenschaft, sich relativ schnell zu resorbieren, denn sie umfaßt nur ein kleines Volumen.

Eine Blutung in die Sackzone läßt sich häufig beobachten; in dieser Region kommt das Blut nicht mit den äußeren Geweben in Berührung, es diffundiert nicht und koaguliert aus diesem Grunde schnell, umso mehr, als ein Glaskörperenzym die Koagulation aktiviert.

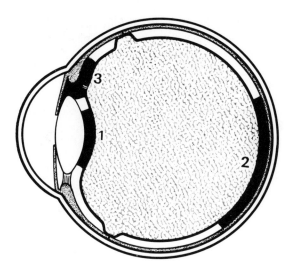

Abb. 30 Hauptsächliche Lokalisationen der nicht echten Glaskörperblutungen
1 Fossa patellaris; 2 Zwischenraum von Mbr. hyaloidea posterior zu Mbr. limitans interna;
3 Hannover'scher Raum

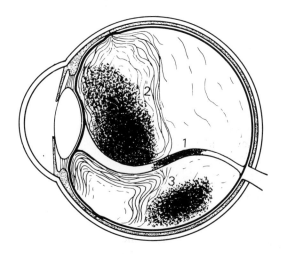

Abb. 31 Lokalisation der Glaskörperblutungen
1 Cloquet'scher Kanal; 2 Sackzone; 3 Postero-inferiore Region

Weiter nach hinten und tiefer breitet sich das Blut in eine weniger dichte Glaskörperregion aus, welche homogener ist und nicht durch eine physiologisch wirksame Scheidewand unterteilt wird. Es erfolgt langsam eine Diffusion, welche die Koagulationsvorgänge hintanhält.

Am ausgeprägtesten, und hier verlassen wir erneut das Gebiet der echten Glaskörperhämorrhagien, kann sich die Blutung in das Kammerwasser ergießen, welches hinten und oben das Bulbusinnere im Falle einer hinteren Glaskörperabhebung mit Kollaps ausfüllt (Abb. 32). Das Blut ist zu stark verdünnt, als daß sich eine Blutplättchenagglutination einstellen könnte, und es setzt sich infolgedessen ohne Koagulation ab.

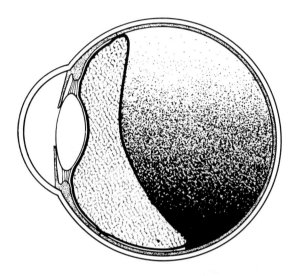

Abb. 32 Fälschlich so genannte Glaskörperhämorrhagie mit Sitz hinter einer posterioren Glaskörperabhebung mit Kollaps

2.3.1.2. Resorption der Hämorrhagie

Diese ist abhängig von der Art der Hämorrhagie (Abb. 33); *Regnault* hat besonders darüber gearbeitet.

Im Falle einer Hämorrhagie mit intravitrealem Koagel wird das Fibrin mit Hilfe eines Enzyms aufgelöst, welches in den Hyalozyten enthalten ist und das Plasminogen des Gerinnsels aktiviert; letzteres zerfällt, die Blutkörperchen werden frei und anschließend zerstört, sei es durch spontane Lysis oder durch die Phagozytose der Makrophagen. So werden Hämoglobin und seine Abbauprodukte freigesetzt: Danach tritt eine Agglomeration der kollagenen Fibrillen und eine Zersetzung durch Präzipitation mit Depolymerisation der Hyaluronsäure ein. Man versteht, warum die ganze, von der Blutung betroffene Zone schnell verflüssigt wird, während sich eine Glaskörperorganisation aus Strängen (Abb. 34), Bändern und weiß-gelblichen Segeln (Abb. 35) entwickelt, welche, wenn überhaupt, immer verzögert und langsam wieder verschwindet.

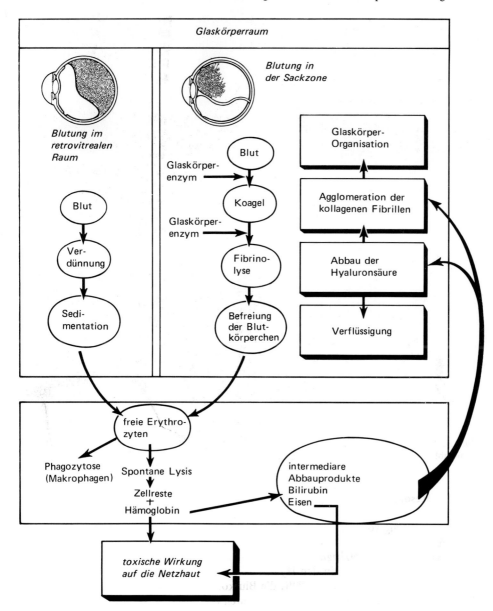

Abb. 33 Schema für die Resorption einer echten (rechts) oder fälschlich so genannten (links) Glaskörperblutung mit den Auswirkungen (Rechtecke) auf die Netzhaut und den Glaskörper

36 Physio-Pathologie

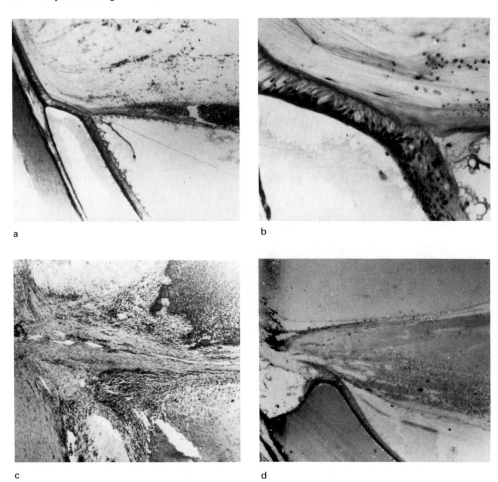

Abb. 34 a) Postkontusionelle Glaskörperhämorrhagie auf dem Wege der Organisation. Strangbildung mit Traktion an der Ora und Netzhautablösung (x 25);
b) Idem (x 100);
c) Postkontusionelle Glaskörperblutung bei der Resorption. Juxtapapilläres, neugebildetes Bindegewebe reicht bis in den Glaskörper und wird von Siderophagen umsäumt (x 25);
d) Postkontusionelle Glaskörperhämorrhagie bei der Organisation. Bildung eines Glaskörperstranges, der einen Zug auf Pars plana und Ora serrata ausübt (x 25)
(Die Bilder wurden uns freundlicherweise von Dr. *Peter Dhermy* überlassen)

Wenn sich im Gegensatz dazu die Hämorrhagie in den retrovitrealen Raum hinter eine Abhebung mit Kollaps ergossen hat (und es sei hier wiederholt, mit Ausschluß derart massiver Glaskörperblutungen, welche echten Glaskörperhämatomen entsprechen), tritt weder eine Koagulation ein, noch bildet sich ein fester Blutkuchen: Hier handelt es sich um ein „Hyphäma posterior" *(Regnault);* man sieht eine Sedimentation der insgesamt freien Blutkörperchen. Die Glaskörperdestruktion schreitet nicht fort, zumal dieser seit langem verschwunden ist. Aus diesem Grunde ist die Gefahr einer Organisation weit weniger groß. Folglich erscheint es zweckmäßig, den Zustand des Glaskörpers zu beachten, in welchem die Hämorrhagie eintritt. Wenn aus irgendeinem Grund eine Blutung in einem gesunden Glaskörper stattfindet, welcher noch weder pathologische Veränderungen noch senile Degeneration erlitten hat, bleibt das Blut in eine Glaskörperzone eingeschlossen und von jedem äußeren Kontakt relativ geschützt: Das heißt, daß alle Resorptionsvorgänge sehr langsam erfolgen; übrigens bedeutet die Gegenwart eines normalen Glaskörpers, besonders der zellulären Elemente in seiner Peripherie, auch diejenige des kollagenen Materials der normalen Fibrillen, Anlaß genug zur Resorption, wobei als Folgezustand der Beginn einer Glaskörperorganisation zurückbleibt. Wenn im Gegenteil dazu die Hämorrhagie einen Bezirk betrifft, in welchem der Glaskörper bereits degeneriert und zum großen Teil verflüssigt ist, oder wenn im äußersten Fall gar ein nicht mehr vorhandener Glaskörper befallen wird (das heißt: das Kammerwasser, welches den Glaskörperraum nach einer hinteren Abhebung ausfüllt), tritt die Resorption innerhalb einer kürzeren Frist ein, denn es findet sich keinerlei Hindernis für die freie Zirkulation derjenigen Stoffe mehr, welche die Resorption des Blutes beschleunigen. Auch die Gefahr einer Organisation ist teilweise vermindert.

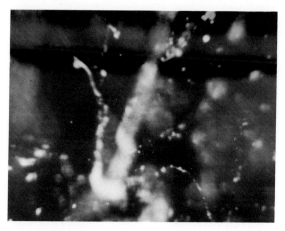

Abb. 35 Glaskörperblutung in Organisation

2.3.1.3. Auswirkung auf die Netzhaut

Ein weiteres Risiko derartiger Blutungen bildet ihre Auswirkung auf die Grenzschicht der Netzhaut. Denn Blut enthält an die Hämoglobinmoleküle gebundene Eisenatome; man kann deshalb *a priori* fürchten, daß die Gegenwart eines nicht zu vernachlässigenden, ja sogar stark erhöhten Eisen- und Hämoglobinspiegels in Kontakt mit der Netzhaut die Entwicklung einer okulären Siderosis begünstigen kann.

Diese Befürchtung ist voll gerechtfertigt. Im Tierexperiment finden sich die Stäbchen vom 10. Tag an vollständig zerstört. Klinisch ist die Latenzzeit retinaler Manifestationen unterschiedlich, aber anscheinend kann man sie zwischen die 3. und 6. Woche datieren: Das Elektroretinogramm und vor allem das Elektrookulogramm verändern sich von diesem Zeitpunkt ab. So ist es sicher, daß manche Glaskörperblutungen, welche zu lange an Ort und Stelle belassen wurden, innerhalb unterschiedlicher Zeitabstände eine Auswirkung auf die Netzhautzellen zeigten. Diese Tatsache stellt von nun an das Problem der Legitimation von chirurgischen Eingriffen irgendwelcher Art, welche darauf zielen, die Resorption des Blutes oder seiner Abbauprodukte zu beschleunigen. Die Erfahrung, daß eine Resorption manchmal sehr spät spontan eintritt, schützt nicht vor dem Auftreten einer okulären Siderosis. Wem nützt ein klarer Glaskörper, wenn die Netzhaut ihre Funktion verloren hat?

2.3.2. Glaskörperentzündungen (Hyalitiden)

Eine Entzündung des Glaskörpers zieht derart schwere Veränderungen nach sich, daß einige Patienten daran erblinden können. Dabei kommen gleichzeitig Phänomene der Adhärenz, der Verflüssigung und der Organisation vor; aus ihnen entsteht gewöhnlich eine Eintrübung.

In geringerem Ausmaß, nämlich bei diskreten oder mäßigen Entzündungen, stellt man eine durch mehrere Reaktionsweisen hervorgerufene *Glaskörpertrübung* fest. Die Gegenwart von Zellen zusammen mit einer Eiweißvermehrung ist verantwortlich für das Tyndall'sche Phänomen, welches man mit Hilfe des Dreispiegelglases beobachtet; Veränderungen in der Zusammensetzung der Glaskörperflüssigkeit führen zu verschiedenen Reaktionsweisen mit Verdichtung oder Opaleszenz; die Erhöhung des Albumin- und des Fibringehaltes kann beträchtliche Werte erreichen; bei einem unserer Patienten kam bei einer Punktion, die zur Glaskörperaufhellung angelegt wurde, eine grünliche Flüssigkeit zum Vorschein, die sich verdichtete und einige Sekunden nach ihrem Einbringen in ein Reagenzglas koagulierte.

Nach einer gewissen Zeit führt die definitive Destruktion des Glaskörpers zur *Verflüssigung;* deren Zonen dehnen sich mehr oder weniger aus und bilden meistens gegeneinander abgeschlossene Taschen. Es ist nämlich eine weitere Eigenheit der entzündlichen Erkrankung, *intravitreale Membranen* zu bilden, welche denen im Verlauf einer Glaskörperorganisation beschriebenen vergleichbar sind. Typischerweise finden sie sich oft im vorderen Glaskörperabschnitt, direkt hinter der Mbr. hyaloidea anterior (Abb. 36). Diese letztere kann selbst durch die Entzündung beträchtlich verdickt sein, um die erste der Membranen zu bilden. Sie unterteilen buchstäblich den Glaskörper; zwischen den Scheidewänden finden sich die Verflüssigungstaschen, welche von einem Exsudat ausgefüllt werden, das völlig anders als das Kammerwasser und reich an Fibrin, Albumin und Zellen ist.

Eine andere Besonderheit der Glaskörperreaktion auf die Entzündung ist das Auftreten einer *lokalen Glaskörperabhebung;* tatsächlich ist die Glaskörperentzündung selten primär, sondern sie tritt fast immer sekundär infolge eines chorioidalen Entzündungsherdes auf; in diesen Fällen findet sich gewöhnlich über dem letzteren eine abgehobene Zone. In diesem Raum der lokalisierten hinteren Glaskörperabhebung kann man in günstigen Fällen ein Tyndall'sches Phänomen beobachten, auch erkennt man Beschläge an der Hinterfläche der Mbr. hyaloidea posterior.

Der weitere Verlauf der Glaskörperreaktion auf eine Entzüngung ist unterschiedlich. In einer gewissen Anzahl von Fällen bringt er das Verschwinden der meisten pathologischen Veränderungen, wodurch der Glaskörper seine Klarheit zurückgewinnt; in diesen Fällen ist die Kontaktglasuntersuchung von ganz besonderem Interesse, denn sie zeigt deutlich bestehende Verflüssigungszonen, welche den Glaskörperbefall offenbaren. Bei anderen Patienten findet man alle die eben beschriebenen Veränderungen und besonders die Pseudomembranen, hier dünn und beweglich, dort dicht und gespannt. Zwischen den beschriebenen liegen optische, zumindest in der Terminalphase leere Zonen, sobald das Tyndall'sche Phänomen verschwunden ist. In anderen Fällen endlich sind die Membranen derart dicht, daß man keinen Einblick in den Glaskörper gewinnen kann; gewöhnlich kommt eine uveale Katarakt hinzu, so daß allein die Ultraschalluntersuchung es erlaubt, den Zustand der Netzhaut sicher zu beurteilen.

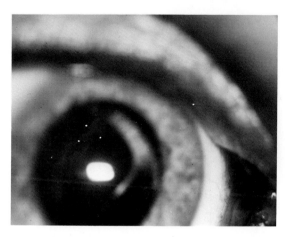

Abb. 36 Intravitreale Membranen nach einer schweren Entzündung

Bei den *Reaktionen zwischen dem Glaskörper und seiner Begrenzung* bilden sich nach einer gewissen Zeit Adhärenzzonen zwischen den Aderhautherden und der M. hyaloidea posterior. Sie betreffen den pigmentierten Anteil am Rand des Entzündungsherdes; dies wird durch das häufige Vorhandensein von Pigment auf dem Lappen des Netzhautrisses bestätigt, wenn ein solcher auftritt: Man sieht oft genug, wie der Glaskörperstrang dort, wo sich das Pigment befindet, auf dem Lappen ansetzt.

Demnach *umfassen die postinflammatorischen Glaskörperalterationen folgendes:* Einerseits die Entstehung von Adhärenzen zwischen Chorioretina und M. hyaloidea posterior, andererseits die Entwicklung mehr oder weniger gespannter, rigider oder undurchsichtiger vorderer Membranen; schließlich das Vorhandensein degenerierten, mehr oder weniger flüssigen Glaskörpers zwischen diesen Membranen, welcher je nach der Dauer der Entzündung und dem Ausmaß der ursprünglichen Entzündungserscheinungen mit Eiweiß angereichert ist.

Man kann jetzt mehrere Schlußfolgerungen ziehen (Abb. 37). Die Gegenwart solcher Membranen hat eine bleibende Minderung der Sehschärfe zur Folge: Man wird demnach versuchen, das Sehvermögen dieser Patienten zu verbessern.

Die Tatsache, daß bei schwerem Befall eine Unterkammerung besteht, erschwert den Glaskörperaustausch mit Hilfe einer Kanüle, da man nur eine einzige Tasche, maximal zwei, punktiert und die übrigen eben nicht. Da sich zudem die Mehrzahl der Membranen im vorderen Anteil des Glaskörperraums befindet, ist es bei den meisten schweren

40 Physio-Pathologie

Fällen illusorisch, einen Glaskörperaustausch auf hinterem Wege zu versuchen; tatsächlich läßt man dabei die vorderen Membranen, welche die Sehminderung hervorrufen, an Ort und Stelle. Man kommt also dazu, diesen Patienten Eingriffe auf vorderem Wege vorzuschlagen, welche die Linsenextraktion notwendig machen, falls diese noch nicht erfolgt ist.

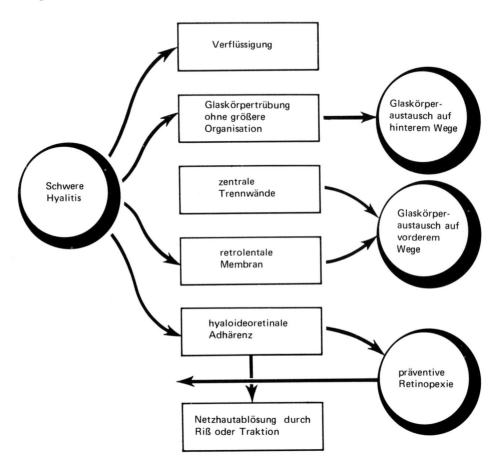

Abb. 37 Verlauf einer schweren Hyalitis; Prinzip der möglichen Behandlungsweisen (Kreise)

Die Entwicklung fester pathologischer Adhärenzen zwischen Retina und Glaskörper läßt das Auftreten von Netzhautrissen mit anschließender Netzhautablösung durch spontane oder intraoperative Traktion fürchten. Es erscheint demnach gerechtfertigt, vor jedem direkten Eingriff in den Glaskörper vorbeugend die chorioretinalen Narben anzugehen, um sich vor einer Netzhautablösung infolge weiterer chirurgischer Eingriffe zu schützen.

2.4. Chirurgische Aggressionen

Sogenannte chirurgische Aggressionen bieten eine der hauptsächlichen Ursachen für Glaskörperveränderungen, welche eine Glaskörperoperation erforderlich machen können. An erster Stelle sollen die perforierenden Verletzungen untersucht werden, ob nun mit oder ohne intraokularen Fremdkörper, und danach die postkontusionellen Hämorrhagien. Anschließend werden die Glaskörperalterationen durch Diathermie, Kryotherapie, Photokoagulation und Laser erörtert, jene, welche durch die Linsenextraktion hervorgerufen werden und endlich jene, welche als Folge eines intraoperativen Glaskörperverlustes auftreten.

2.4.1. Perforierende Verletzungen mit oder ohne intravitrealen Fremdkörper

Jede perforierende Glaskörperverletzung ruft bestimmte Veränderungen hervor.

Die *erste* und charakteristische ist eine Verflüssigung im Trajekt des perforierenden Fremdkörpers und um denselben herum, falls er im Glaskörper bleibt; so findet sich der letztere, wenn die Eintrittsstelle skleral liegt, durch eine echte Säule aus verflüssigtem Glaskörper mit ihr verbunden (Abb. 38). Dies gewinnt eine vorrangige Bedeutung, wenn der Fremdkörper nicht magnetisch und auf hinterem Wege eingedrungen ist; tatsächlich wird es dadurch möglich, einen chirurgischen Kunstgriff anzuwenden, welcher manchmal Nutzen bringt.

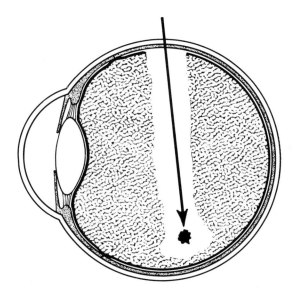

Abb. 38 Verflüssigter Glaskörper im Trajekt des Fremdkörpers und um denselben herum

Bei zweien unserer Verletzten haben wir einen intraokularen, nicht magnetischen Fremdkörper festgestellt (einer aus Aluminium und der andere aus Kupfer), der auf skleralem Wege in den Bulbus eingedrungen war; nach einigen Vorsichtsmaßnahmen

42 Physio-Pathologie

(die weiter unten dargestellt werden sollen) hat die breite Vergrößerung der skleralen Eintrittspforte eine relativ große Flüssigkeitsmenge austreten lassen, in deren Schwall der Fremdkörper herausgekommen ist. Nach dem flüssigen ist normaler Glaskörper hervorgetreten, welcher zurückgedrängt und über welchem die sklerale Öffnung verschlossen wurde.

Die erste Besonderheit bei perforierenden Verletzungen ist demnach die Desorganisation und die Verflüssigung des Glaskörpers im Trajekt des eingedrungenen Fremdkörpers, ob sich dieser nun noch im Bulbus befindet oder nicht; das Verbleiben des Fremdkörpers vergrößert diese Phänomene, besonders in seiner Umgebung.

Die zweite Veränderung des Glaskörpers besteht darin, daß sich in unterschiedlichen Zeitabständen ein Netz aus Strängen bildet, welche vom Eintrittsort im Trajekt des Fremdkörpers in den Glaskörper ziehen (Abb. 39). Bei tiefem Eindringen, möglicherweise sogar Doppelperforation, können sich diese Stränge von einer zur anderen Bulbuswand spannen. Ihr Auftreten ist nicht unvermeidlich, dennoch stellen sie sich relativ häufig ein, möglicherweise begünstigt durch eine sie begleitende Hämorrhagie. Diese Stränge führen gewöhnlich ohne Behandlung zur Ausbildung einer Traktionsamotio.

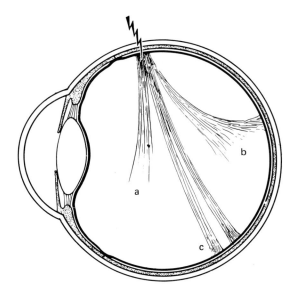

Abb. 39 Intravitreale Stränge nach perforierender Bulbusverletzung. In a erreicht der Strang die gegenüberliegende Bulbuswand nicht, in b teilweise; in c inseriert er an beiden Enden

Ein drittes Element, dessen man bei einer skleralen Perforation Rechnung tragen muß, ist das Vorhandensein eines Netzhautrisses. Es ist notwendig, im Augenblick der Wundversorgung eine großflächige Adhäsionsnarbe zwischen Netz- und Aderhaut zu schaffen. Hier ist wie überall die Anwendung der Kryotherapie vorzuziehen, da sie es besser als die Diathermie erlaubt, ausgedehnte Zonen ohne Skleraverletzung zu behandeln; diese prophylaktische Maßnahme schützt, soweit sie durchführbar ist, vor weiteren Komplikationen. Darüber hinaus sollte man nach Extraktion des Fremdkörpers, Verschluß der Sklerawunde und Kryotherapie nicht zögern, über der Wunde ein Indentationsverfahren irgendeiner Art auszuführen, wenn der Netzhautriß größere Ausdehnung hat: Derart greift man die Prinzipien eines regulären Eingriffs bei einem Netzhautriß auf.

Darüber hinaus muß man des Auftretens einer Blutung Rechnung tragen; wenn der Fremdkörper den Bulbus tatsächlich auf skleralem Wege durchschlagen hat, sind vaskularisierte Gewebe wie das Corpus ciliare oder die Chorioidea durchdrungen worden, und es finden sich häufig begleitende Hämorrhagien. In diesem Falle pfropfen sich die durch die Blutung hervorgerufenen Schäden auf die Glaskörperalterationen auf, welche durch den Fremdkörper oder den verletzenden Gegenstand selbst verursacht worden sind; eine Blutung begünstigt die Entwicklung von sekundären Glaskörpersträngen.

Man sieht, warum durchschlagende Verletzungen mit oder ohne Fremdkörper eine Blutung, eine Glaskörperverflüssigung, das Auftreten von Glaskörpersträngen und möglicherweise eine sekundäre Netzhautablösung zur Folge haben können (Abb. 40).

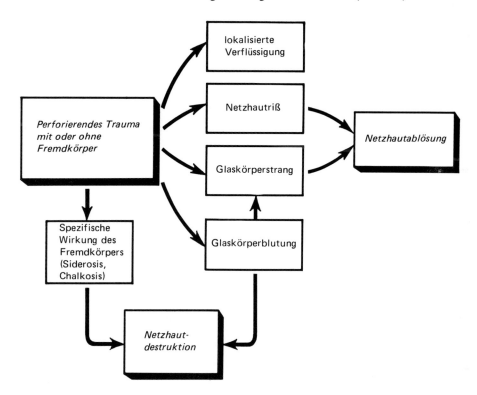

Abb. 40 Folgen einer perforierenden Verletzung des Glaskörpers mit oder ohne Fremdkörper. Der endgültige Schweregrad ist gewöhnlich an die Auswirkung auf die Netzhaut gebunden

Die Gegenwart des Fremdkörpers führt zu seiner chemischen Beschaffenheit entsprechenden Störungen (Siderosis, Chalkosis). Es sei daran erinnert, daß der Glaskörper eine bemerkenswerte Toleranz gegenüber dem Glas und dem Blei besitzt, eine bedeutend schlechtere gegenüber dem Aluminium und eine ganz schlechte gegenüber dem Nickel. Zudem bereitet es manchmal Schwierigkeiten, die verschiedenen Bestandteile eines Fremdkörpers genau zu kennen.

2.4.2. Postkontusionelle Hämorrhagien

Kontusionsbedingte Blutungen nehmen einen etwas anderen Verlauf als solche aus medizinischer Ursache; tatsächlich trifft man sie gewöhnlich bei jungen Patienten, sie treten ohne Skleraruptur auf und ergießen sich in einen gesunden Glaskörper. Es handelt sich in gewisser Hinsicht um „erzwungene" Hämorrhagien, vergleichbar der Injektion von Blut in einen normalen Glaskörperbereich. Dies erklärt die Langsamkeit ihrer Resorption (das Blut wird von normalem Glaskörper umgeben) und die Häufigkeit der ihnen folgenden Glaskörperorganisation.

2.4.3. Diathermie, Kryotherapie, Photokoagulation, Laser

In zahlreichen klinischen und vor allem experimentellen Untersuchungen wurde versucht, die Reaktion des Glaskörpers auf therapeutische chorioretinale Aggressionen festzustellen, ob letztere nun transskleraler (Diathermie, Kryotherapie) oder transpupillarer Art seien (Photokoagulation, Laser). Vergleichende Untersuchungen zwischen Diathermie und Kryotherapie wiederholte man vor kurzem anläßlich der Einführung der Kryotherapie in die Behandlung und Vorbeugung der Netzhautablösung. Die gewonnenen Ergebnisse erlauben zu hoffen, daß die Dosierung der Koagulation und die Güte der erhaltenen Narbe voneinander abhängig sind.

Anscheinend erfaßt die Diathermie regelmäßig die Mbr. hyaloidea posterior, und somit bilden sich immer Adhärenzen zwischen dieser letzteren und der Mbr. limitans interna. Im Gegensatz dazu zeigen offenbar alle Experimente mit der Kryotherapie, daß — wenn man die Unterkühlung in dem Augenblick abbricht, in welchem die Weißfärbung der Retina beginnt, oder wenn man den Augenblick vorzieht, in welchem die Temperatur der Chorioretina Null Grad erreicht — sich keinerlei Adhärenz zwischen der Mbr. hyaloidea posterior und der Chorioretina bildet. Die tägliche klinische Erfahrung hat uns gelehrt, daß man bei einer geheilten Netzhautablösung sehr oft lokalisierte hintere Glaskörperabhebungen beobachtet über dem Bereich, welcher die Kryotherapie erlitten hat: Dies beweist wohl, daß auf dieser Ebene keine Adhärenz besteht, denn sonst fände sich der Glaskörper nicht abgehoben; diese hintere Abhebung fällt durch die Gegenwart schwacher Pigmentierungen deutlich auf.

Untersuchungen gleicher Art erlaubten den Vergleich der Wirkung einer Photokoagulation mit Xenon oder Laser. Auch hier scheint es einen Unterschied zu geben, und offenbar ruft die Xenon-Photokoagulation meistens Adhärenzen zwischen dem Glaskörper und der Limitans interna hervor, während sich solche bei Bestrahlung mit dem Rubinlaser unter gleichen Bedingungen klinischer Erprobung nicht bilden.

Demzufolge bestehen keineswegs zu vernachlässigende Unterschiede zwischen den Mitteln zum Angehen der Chorioretina, was die Auswahl der Methoden erleichtert. Es hat den Anschein, als ob die Einwirkung der Kälte und des Rubinlasers eine geringere Auswirkung auf den Glaskörper hat als die Diathermie und die Photokoagulation.

Wie dem auch sei, alle diese Methoden rufen immer dann Glaskörperveränderungen und -adhärenzen hervor, wenn sie schlecht angewendet werden. Es gibt kein Beispiel dafür, daß eine Überdosierung der Kryotherapie oder des Rubinlasers keine Adhärenz zwischen der Mbr. hyaloidea posterior und der Mbr. limitans interna zur Folge hat. Im Gegensatz dazu ist es möglich, durch eine sehr exakt dosierte Diathermie oder Photokoagulation ohne Beeinflussung des Glaskörpers eine sehr gut beschaffene Narbe zu erzielen;

jedoch, und dies ist wichtig, hat es den Anschein, daß die Toleranzbreite gegenüber der Kryotherapie und dem Laser derjenigen für Diathermie und Photokoagulation weit überlegen ist, und daß die Anwendung der ersteren beiden Methoden besser vor Zwischenfällen schützt. Dies scheint durch Experimentatoren in strenger Weise belegt und muß deshalb die Chirurgen dazu anleiten, ihre therapeutischen Indikationen zu verfeinern (Abb. 41).

	1	2	3
Diathermie	++	±	−
Kryotherapie	−	−	+
Xenon-Photokoagulation	++	±	−
Rubinlaser	−	−	+

Abb. 41 Adhärenz zwischen Mbr. hyaloidea und Mbr. limitans interna nach verschiedenen Arten des therapeutischen Angehens der Chorioidea
1 übliche klinische Anwendung; 2 bessere Anwendungsbedingungen; 3 Toleranzbreite bei nicht genauer Dosierung

Tatsächlich hat das Auftreten dieser Adhärenzzonen zwischen der Mbr. hyaloidea und der Mbr. limitans interna zwei mögliche Konsequenzen: Eine ist das Auftreten von Netzhautrissen in der Umgebung der behandelten Zone; die andere nicht zu vernachlässigende besteht im Auftreten einer Makuladegeneration, welche wahrscheinlich an das Vorkommen von Strängen gebunden ist, welche den Glaskörper durchqueren und mehr oder weniger direkt auf die Makula einwirken. Ein derartiger Mechanismus erklärt eine gewisse Anzahl von Makuladegenerationen infolge der prophylaktischen Behandlung einer Netzhautablösung.

2.4.4. Linsenextraktion

Die intrakapsuläre Linsenextraktion hat selbst ohne operativen Zwischenfall eine gewisse Auswirkung auf den Glaskörper. Mehrere Typen seiner Veränderung lassen sich beobachten; einige sind unvermeidlich, andere nicht. Wir betrachten nacheinander den Pupillarblock, den Glaskörperprolaps, die hyaloideo-endotheliale Adhärenz, die hintere Glaskörperabhebung und die sekundäre Ruptur der Mbr. hyaloidea (Abb. 42).

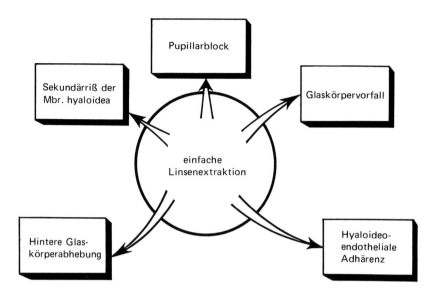

Abb. 42 Mögliche Auswirkungen auf den Glaskörper bei einer einfachen Linsenextraktion

2.4.4.1. Pupillarblock

Der Pupillarblock bedeutet die Verlegung der Verbindungswege zwischen hinterer und vorderer Augenkammer durch die Mbr. hyaloidea anterior und den Glaskörper. Diese Verstopfung mechanischer oder entzündlicher Art ruft eine Ansammlung von Kammerwasser hinter der Iris und dem Ziliarkörper hervor; letztere verläuft sich im allgemeinen nach hinten zwischen Retina und Mbr. hyaloidea posterior. Nach vorne hingegen neigt die Vorderkammer zur Abflachung und der Kammerwinkel zum Verschluß; nach gewöhnlich ziemlich kurzer Frist stellt sich eine zirkuläre Goniosynechie ein. Diese Komplikation sieht man besonders dann, wenn Pupille und Iridektomie eng sind. Sie ist also häufiger im Falle einer Miosis, bei peripherer Iridektomie eher als bei totaler (hier bilden Blockierungen die Ausnahme), bei Iridotomie oder vor allem, wenn überhaupt keine operative Perforation der Iris stattgefunden hat.

Es erscheint wichtig, frühzeitige Blockierungen, wie sie oft und im allgemeinen leicht zu diagnostizieren sind, von spät auftretenden zu unterscheiden, welche manchmal hinterhältig und deshalb schwerwiegender sind.

Da das Anfangsphänomen mechanisch durch Druck des Glaskörpers nach vorne ausgelöst wird (wie man es im Verlauf des frühzeitigen Blockes beobachtet), schützt die wirklich basale Iridektomie meistens vor einem solchen, denn die Mbr. hyaloidea kann die Irisbasis nicht erreichen: Der Weg bleibt also für das Kammerwasser frei (Abb. 43); dies trifft nicht zu, falls die Iridektomie nicht ganz basal liegt (Abb. 44).

Im Gegenteil dazu, wenn das Primum movens entzündlicher Natur ist (wie bei spätem Block), entwickelt sich beim Kontakt mit der Mbr. hyaloidea eine fibrinöse Membran, welche sich nach vorne an die Ränder des Koloboms anlegt und dieses verstopft.

In jedem Fall treten Pupillarblocks weniger oft bei sektorenförmigen als bei peripheren Iridektomien auf. Das gleiche ist der Fall bei Glaskörpereinklemmungen in die Pupille, welche jetzt mit dem Glaskörpervorfall zusammen untersucht werden sollen.

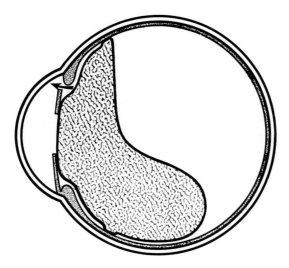

Abb. 43 Die basale Iridektomie schützt theoretisch vor einem frühzeitigen mechanischen Pupillarblock, denn die Mbr. hyaloidea anterior kann die Irisbasis nicht erreichen. Das Kammerwasser fließt frei vor die Iris

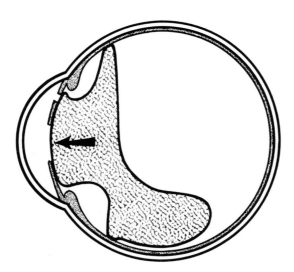

Abb. 44 Frühzeitiger mechanischer Pupillarblock bei einer peripheren, nicht basalen Iridektomie. Das Kammerwasser sammelt sich hinter der Iris, welche nach vorne gedrängt wird: Die Vorderkammer verliert an Tiefe und der Kammerwinkel kann sich schließen

2.4.4.2. Glaskörpervorfall

Der Glaskörpervorfall ist eine andere Komplikation, welche sich nach der Linsenextraktion beobachten läßt. Man unterscheidet je nach dem Typ der Iridektomie zwei Formen.

Im Fall einer sektorenförmigen* Iridektomie kann die ganze Glaskörpermasse vorfallen, aber dies geschieht in der Regel derart gelinde, daß die Mbr. hyaloidea sich nicht an das Hornhautepithel anlagert. Höchstens wird ein Kontakt im obersten Anteil der Hornhaut hergestellt, und der ist im allgemeinen vorübergehend. Nach einer gewissen Zeit retrahiert sich der Glaskörper und die Mbr. hyaloidea posterior legt sich hinter das Irisdiaphragma und stellt derart eine hintere Augenkammer her.

Im Fall einer peripheren Iridektomie nehmen die Dinge einen anderen Verlauf. Der Glaskörpervorfall geschieht in diesem Fall durch eine normale Pupillenöffnung, welche die Möglichkeit zur Kontraktion hat. So bildet sich ein echter Glaskörperstopfen in die Vorderkammer hinein, welcher durch einen in die Pupillenöffnung eingeklemmten Hals mit der retro-iridalen Glaskörpermasse verbunden bleibt (Abb. 45).

Die weitere Entwicklung bringt gewöhnlich eine Komplikation; es kann eine Adhärenz des Glaskörpers an der Pupillenöffnung eintreten, welche einen partiellen Block und eine Anheftung des Glaskörpers an die Ränder der Iridektomie nach sich zieht, was wiederum zu einem kompletten Pupillarblock führt; es kann auch ohne Block eine Anlagerung des Glaskörperstopfens an das Hornhautepithel stattfinden.

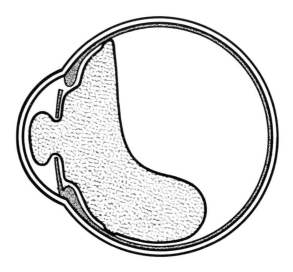

Abb. 45 Glaskörpervorfall durch die Pupillenöffnung ohne Pupillarblock

2.4.4.3. Hyaloideo-korneale Adhärenz

Es wurde bereits dargelegt, daß sie sich bei einer sektorenförmigen Iridektomie meistens oben und nach einer peripheren im Zentrum lokalisiert findet. Bei Glaskörperretraktion kann sie spontan verschwinden; man kann diese Bewegung übrigens durch eine wohl geführte medikamentöse Behandlung erleichtern. Dennoch wird man nicht selten zu chirurgischem Vorgehen gezwungen.

---

* Anm. d. Übers.: sektorenförmigen oder totalen

Wenn die Adhärenz über eine gewisse Zeit fortbesteht, treten Hornhautveränderungen zutage. Die Glaskörperanlagerung an das Endothel hindert das letztere an der Ausübung seiner Funktion. Ein Stromaödem stellt sich ein, während sich der negative intrakorneale Druck erhöht; aus diesem Grunde hebt sich das Hornhautepithel lokal an (dies sind die Bläschen der bullösen Dystrophie) und löst sich ab. Gleichzeitig verschwindet das Endothel selbst, und es bildet sich eine histologisch solide hyaloideo-stromale Synechie aus: Es besteht keine Trennfläche mehr zwischen beiden Schichten (Abb. 46).

Aus dem Gesagten geht hervor, daß korneo-vitreale Adhärenzen spätestens in der ersten Woche ihres Auftretens behandelt werden müssen.

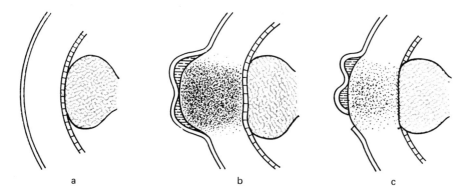

Abb. 46 Folgen der Glaskörperanlagerung an die Hinterfläche der Hornhaut (a). Nach einer gewissen Zeit erfüllt das Endothel nicht mehr seine Funktion, welches ein ödematöses Aufquellen des Stroma und eine Ablösung des Epithels zur Folge hat (b). Schließlich (c) schwindet das Endothel, was zu einer nicht lösbaren Synechie zwischen Stroma und Mbr. hyaloidea führt. Es bildet sich ein chronisches Stromaödem aus und das Epithel schilfert ab

2.4.4.4. Hintere Glaskörperabhebung mit Kollaps

Wenn man in der Vorderkammer experimentell *(Balazs)* den Hyaluronsäurespiegel mißt (oder genauer denjenigen seiner Abbauprodukte), stellt man fest, daß er vor der Linsenextraktion gleich Null ist, danach in den folgenden Monaten regelmäßig ansteigt, um wieder auf den Nullwert abzufallen. Dieses Phänomen läßt sich deuten, wenn man annimmt, daß die in der Vorderkammer gefundene Hyaluronsäure aus dem Glaskörper stammt, und daß alle Bereiche, wo sie sich vorhergehend befand, wegen ihres Verschwindens einer Destruktion des Kollagengerüstes und einer Glaskörperverflüssigung unterliegen. Man kann also diesen Hyaluronsäureaustritt nach vorne einem Alterungsprozeß gleichsetzen oder besser einer experimentellen Glaskörperverflüssigung, welche über kürzer oder länger zum Zusammenbruch der Mbr. hyaloidea posterior und zur hinteren Glaskörperabhebung mit dessen Kollaps führt, welchen man tatsächlich feststellen kann (Abb. 47).

Diese Untersuchungen scheinen uns von grundlegender Bedeutung, denn sie erklären eine gewisse Anzahl von Symptomen, welche man klinisch regelmäßig antrifft. Das erste davon ist, daß man die hintere Glaskörperabhebung mit Kollaps, welche jenseits des 70. Lebensjahres konstant zu finden ist, bei Aphaken aller Altersklassen antrifft, sobald eine gewisse Zeit nach dem Eintriff vorüber ist. Infolgedessen kommt man zu der Auffassung, daß in den einer Kataraktoperation folgenden Monaten unvermeidlich eine

50 Physio-Pathologie

hintere Glaskörperabhebung mit Kollaps eintreten muß, natürlich nur, falls sie vorher nicht schon bestand.

Hieraus erhellt die Bedeutung einer sehr genauen Glaskörperuntersuchung vor dem Eingriff, soweit dieses möglich ist; wenn tatsächlich vor der Linsenextraktion eine hintere Glaskörperabhebung mit Kollaps besteht, kann man wohl zurecht annehmen, daß das an die Katarakt gebundene Risiko für das Auftreten einer Netzhautablösung minimal ist, denn die Gefahren einer Netzhautruptur durch Glaskörpertraktion sind bereits erschöpft. Im Gegensatz dazu, wenn vor der Operation der Glaskörper noch intakt ist, muß man besonders sorgfältig nach Netzhautläsionen suchen und sie zuvor behandeln; in jedem Fall ist nach dem Eingriff die Netzhautperipherie mit größter Genauigkeit und Regelmäßigkeit zu überwachen, solange die hintere Glaskörperabhebung noch nicht eingetreten ist; wenn dies der Fall ist, ohne daß eine Komplikation eintrat, darf man relativ beruhigt sein.

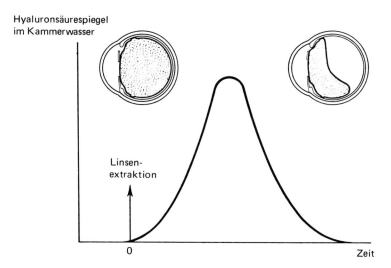

Abb. 47 Messung des Spiegels an Abbauprodukten der Hyaluronsäure in der Vorderkammer; hintere Glaskörperabhebung mit Kollaps, welche beide nach intrakapsulärer Linsenextraktion auftreten

Dies bestärkt übrigens vollständig die Auffassung, daß es zwei Arten von Netzhautablösungen gibt: Die Aphakieamotio oder die beim Linsenlosen auftretende Ablösung; diese letztere tritt mit homogener Streuung in fast regelmäßiger Verteilung während der Langzeitentwicklung nach Kataraktextraktion auf, und zwar derart, daß es anscheinend keinen Zusammenhang zwischen der Linsenextraktion und der Netzhautablösung gibt. Im Gegensatz dazu treten die sog. Aphakieamotionen gehäuft in den 6 der Operation folgenden Monaten auf. Entsprechend entsteht die hintere Glaskörperabhebung, soweit sie nicht vorher bestand, ebenfalls auch in diesen 6 Monaten.

Derart kann man sich wenigstens einen genauen physio-pathologischen Mechanismus der Aphakieamotio vorstellen (aber es gibt deren noch andere . . .); wichtig ist, daß diese Art, wenigstens die Bedingungen ihres Auftretens, jetzt offensichtlich bekannt sind; man wird also die entsprechenden Patienten besonders gut überwachen und beim geringsten Zweifel eine vorbeugende Behandlung einleiten.

2.4.4.5. Sekundäre Ruptur der Mbr. hyaloidea anterior

Die sekundäre Ruptur der Mbr. hyaloidea anterior tritt mit nicht zu vernachlässigender Häufigkeit ein, denn nach 6 Monaten beobachtet man sie in 50% der Fälle. Sie erscheint oft frühzeitig, einige Tage oder Wochen nach der Linsenextraktion. Man unterscheidet dabei mehrere Arten, je nachdem, ob freier Glaskörper in die hyaloidale Dehiszenz gedrungen ist oder nicht.

Im ersten Fall findet sich kein flüssiges Corpus in der Vorderkammer; der Glaskörper wird durch seine vorderen Membranen, sei es durch die Plicata superior oder inferior, gehalten; in beiden Fällen sieht man durch die Mbr. hyaloidea einen Glaskörperpfropf durchtreten, welcher von einer gut ausgeprägten Grenzschicht umgeben ist; diese trennt Glaskörper und Kammerwasser voneinander (Abb. 48).

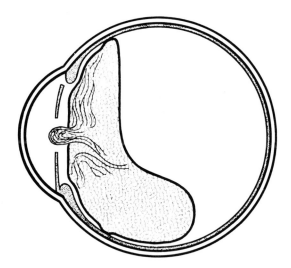

Abb. 48 Ruptur der Mbr. hyaloidea anterior. Vorfall der Plicata superior durch die Öffnung. Es findet sich kein flüssiges Corpus in der Vorderkammer

Im zweiten Fall dagegen wird die hyaloidale Dehiszenz von freiem Corpus durchbrochen; dieses Corpus breitet sich in der Vorderkammer aus und löst sich dort langsam auf (Abb. 49); da es sich von keiner Membran umgrenzt findet, treten gewöhnlich keine negativen Auswirkungen auf die Hornhaut ein, selbst, wenn es mit der Descemet'schen Membran in Kontakt tritt. Tatsächlich ist dieses flüssige Corpus bald kein solches mehr, seine Struktur zersetzt sich und es entsteht ein Gemisch aus Kammerwasser und Glaskörper, welches weder für die Descemet noch das Endothel gefährlich ist.

Welcher Art die sekundäre Ruptur der Mbr. hyaloidea auch sei, so bleibt sie fast immer ohne Folgen und macht demnach keine Operation notwendig; sie dürfte im Normalfall die Prognose des Eingriffes nicht beeinträchtigen.

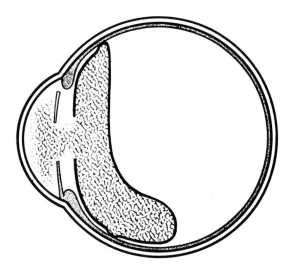

Abb. 49 Ruptur der Mbr. hyaloidea anterior. Durch die Öffnung fällt flüssiges Corpus vor, welches sich langsam mit dem Kammerwasser vermischt

2.4.5. Glaskörperverlust

Glaskörperverlust bedeutet eine ernsthafte Komplikation einer Operation am vorderen Abschnitt, und besonders einer Linsenextraktion. An dieser Stelle sei nur auf diese letztere eingegangen und der normale Verlauf aufgezeigt, den die Entwicklung ohne besondere Maßregel nimmt. Danach sollen weitere Begleitumstände betrachtet werden.

Es erscheint zweckmäßig, von jetzt an den Verlust eines noch konsistenten Glaskörpers von demjenigen eines bereits verflüssigten zu unterscheiden, welcher im Grunde nurmehr aus Kammerwasser besteht; dieser letztere Fall soll uns auf physio-pathologischer Ebene wenig interessieren, denn es handelt sich nicht mehr um Glaskörperverlust im eigentlichen Sinne: Tatsächlich besteht der Riß einer sehr dünnen Glaskörperschicht, durch welche der Augeninhalt abfließt, der auf die Beschaffenheit von Kammerwasser reduziert ist.

2.4.5.1. Kataraktextraktion

Der chirurgische Reflex, wie er noch mancherorts gelehrt wird, besteht darin, den Glaskörperverlust äußerst gering zu halten; dabei setzt man im Stillen voraus, daß die Schwere seines Verlustes direkt an die Menge verlorenen Glaskörpers gebunden ist. Diese Auffassung erklärt, warum man noch Operationsberichte findet, in denen angegeben wird: daß „nur eine Glaskörperperle" verloren worden sei.

Narbenbildung bei alter Technik. Diese Haltung war logisch bei den Operationstechniken, welcher man sich vor 40 Jahren bediente. Zu dieser Zeit lief die Operation unter einer begrenzten Lokalanästhesie ab, und die Chirurgen folgten dem absoluten Imperativ der Geschwindigkeit; diese wurde dadurch möglich, daß die operativen Handlungen auf ein Minimum reduziert waren. Die guten Operateure legten tatsächlich mit dem

Starmesser gleichzeitig den kornealen Schnitt mit Bindehautlappen, die Linsendiszission und manchmal im Vorbeistreifen die Iridektomie . . . Sie brauchten nur noch eine reife Linse zu entfernen, das heißt, einen Kern zu entbinden. Darauf folgte unmittelbar die Reposition der Hornhaut und des Bindehautlappens, die Lider wurden schnell darübergedeckt und ein Okklusionsverband für mehrere Tage angelegt.

Die grundlegende Tatsache war diese, daß es keine Nähte gab, das heißt, der Bulbus blieb offen; deshalb fand eine Vernarbung nur unter der Bedingung statt, daß die Wunde in unveränderter Lage blieb; das bedurfte eines exakten Gleichgewichtes zwischen dem intraokularen Druck (wiederhergestellt durch die Kammerwasserabsonderung), der das Bulbusvolumen wiederherzustellen trachtete, und dem Liddruck, welcher die Öffnung der Hornhautnarbe verhinderte (Abb. 50); der Bindehautlappen, dessen Güte ausschlaggebende Bedeutung zukam, erlaubte eine oberflächliche Vernarbung, danach eine subkonjunktivale Proliferation, welche zum Verschluß der korneoskleralen Wunde führte.

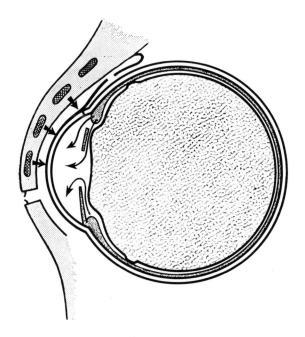

Abb. 50 Vernarbung der korneoskleralen Wunde nach Kataraktextraktion ohne Legen einer Naht. Die Masse des Glaskörpers bleibt unverändert. Kammerwassersekretion mit dem Ziel:
– das Linsenvolumen zu ersetzen
– die Vorderkammer herzustellen
– dem Bulbus seine Form wiederzugeben, was eine Adaptation der Wundränder ermöglicht.
Gegendruck des Lides

Man versteht aus dieser Sicht, daß Glaskörperverlust einer Katastrophe gleichkam; tatsächlich war er meistens die Folge eines unzeitgemäßen, pressenden Lidschlags, dessen Kraft sich durch keine Maßnahme vermindert fand; dies führte zu einer starken Verformung des Bulbus mit Austritt des größten Teiles von Glaskörper, wobei von letzterem nicht mehr als eine kleine periphere Schale verblieb. In der Folge ergaben das Fehlen jeglicher Naht und die Bulbusdeformation infolge der Hypotonie eine Dehiszenz der Operationswunde; unter solchen Umständen war es nicht mehr möglich, eine gute Vernarbung zu erzielen, und derart findet die Auffassung ihre Bestätigung, daß mit zunehmender Größe des Glaskörperverlustes die Komplikationen umso sicherer eintraten (Abb. 51).

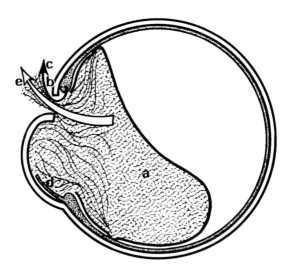

Abb. 51 Fehlende Vernarbung der Korneoskleralwunde nach Katarakt-Extraktion mit Glaskörperverlust, ohne Naht. a) Verminderte Glaskörpermasse; b) Fehlende Adaptation der Wundlefzen; c) Austritt von Kammerwasser aus dem Bulbus; d) Abflachung der Vorderkammer; e) Einklemmung von Glaskörper in die Wunde

Demnach galt für eine bestimmte Epoche und eine gewisse Art der Chirurgie der absolute Imperativ, den Glaskörperverlust wirksam und maximal einzuschränken, denn die Erhaltung des Bulbusvolumens bedeutete die unentbehrliche Voraussetzung für die Vernarbung der Wunde.

Die ersten Nähte wurden als unbestreitbarer technischer Fortschritt begrüßt, denn, wenn auch zunächst unwirksam und wenig zahlreich, sicherten sie den Wundverschluß und erlaubten so die Wiederherstellung des Bulbusvolumens. Tatsächlich wird der Augentonus immer durch Kammerwasser wiederhergestellt, welches die Augenhüllen ausfüllt und den Platz des Glaskörpers einnimmt, entsprechend demselben Mechanismus, welchen man bei hinterer Glaskörperabhebung mit Kollaps beobachtet.

Das Einführen von Nähten hätte im chirurgischen Denken neue Wege öffnen müssen, denn man kann dank ihnen ohne Schwierigkeit den Augentonus ungeachtet des Glaskörperverlustes wiederherstellen; aber diese Auffassung war nicht unmittelbar allen zugänglich, und so blieb das Dogma erhalten, möglichst wenig Glaskörper zu verlieren. Es führte dazu, die Wunde „so schnell wie möglich zu schließen", auch um den Preis einer Einklemmung, deren schwerwiegende Folgen lange Zeit schlecht eingeschätzt wurden: Derart traten Komplikationen zutage, welche durch Glaskörpereinklemmung in die Wunde hervorgerufen waren, Zwischenfälle, welchen man durch den Gebrauch der sog. Sicherheitsnähte abhelfen wollte.

Was geschieht heute? Wir operieren mit einer Reihe von Vorsichtsmaßnahmen, auf die wir zurückkommen werden. Die Betäubung besteht mehr und mehr in einer Allgemeinnarkose, was eine absolute operative Ruhe brachte. Mehrere bewährte Methoden stehen uns zur Verfügung, die es ermöglichen, zum Vorbeugen eines Glaskörperprolapses den Augeninnendruck beliebig zu senken. Wir verwenden besonders feine Nähte und nicht weniger gute operative Hilfsmittel von ausgesuchter optischer Präzision. Die Technik der Linsenextraktion selbst hat enorme Fortschritte gemacht. Endlich können wir in aller Ruhe operieren. Die Linsenextraktion hat sich demnach grundlegend gewandelt, und dennoch haben wir dem Glaskörperverlust gegenüber Reflexe bewahrt und eine Haltung, welche uns von einer heute überholten Methode aufgezwungen worden ist.

Die unvermeidliche Folge eines überstürzten Wundschlusses ist die Glaskörpereinklemmung in die Narbe; dies ist *das* wesentliche Ereignis, auf dessen Häufigkeit und Bedeutung man nicht genug hinweisen kann. Wenn man die vorgelegten Nähte tatsächlich in dem Augenblick anzieht, in welchem der Glaskörper hervorzuquellen beginnt, klemmt man ihn unvermeidlich zwischen 2 Suturen ein, auch wenn man ihn außen abschneidet. Damit ist das Übel begonnen, weitere **Komplikationen** werden sich einstellen: Sie lassen sich in 4 Arten einteilen (Abb. 52).

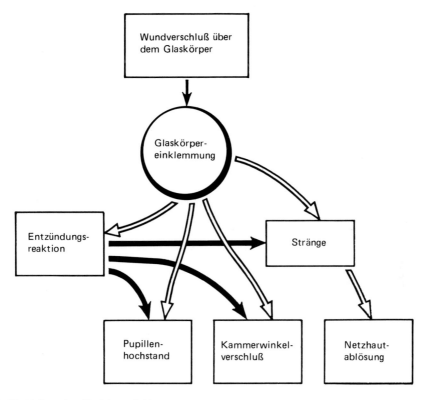

Abb. 52 Folgen der Glaskörpereinklemmung in die basale Hornhautnarbe

Die erste beginnt mit Entzündungsvorgängen durch die Glaskörpereinklemmung. Diese Glaskörperentzündung führt oft blande zur Eintrübung der Mbr. hyaloidea anterior, zur Glaskörperschrumpfung, zur Entstehung von Strängen (besonders in Richtung auf die Makula) und unterhält oft einen subakuten oder chronischen Entzündungszustand des vorderen Abschnittes. Diese entzündliche Reaktion des Glaskörpers fördert und aggraviert die anderen Komplikationen.

Deren zweite ist der Pupillenhochstand. Glaskörperstränge bilden sich nämlich sowohl über der Iris als auch über der Iridektomie. Die Gefahr solcher Stränge ist maximal, wenn der Chirurg seine Iridektomie nach dem Glaskörpervorfall nicht zu einer totalen erweitert hat, oder dies letztere unter schlechten Bedingungen erfolgte; die „Hängematten-Pupille" stellt sich in Wochen oder Monaten nach dem Eingriff ein. Bei einer peripheren Iridektomie drängt sich die Iris oben unter der Einwirkung von Glaskörpersträngen in den Kammerwinkel, welche sich bogenförmig von der Glaskörperbasis in die Wunde erstrecken. Das Hochsteigen der Pupille ist manchmal derart deutlich, daß die ganze obere Iris verschwindet: Man hat dann den Eindruck, es handele sich um eine totale Iridektomie; bei maximaler Ausprägung erreicht der untere Rand der Pupille manchmal den Kammerwinkel bei 12 Uhr. Bei einer totalen Iridektomie findet sich das Aufsteigen der Pupille gewöhnlich weniger deutlich. Dennoch wird der untere Pupillenrand durch eine sehr gespannte Mbr. neohyaloidea nach oben gezogen; auch hier kann die optische Achse verlegt werden. Im einen oder anderen Fall, aber meistens bei einer nicht erweiterten peripheren Iridektomie, kann der Pupillenhochstand durch einen Verschluß des Kammerwinkels kompliziert werden.

Die dritte Komplikation besteht effektiv im Verschluß des Kammerwinkels. Sie wird unterstützt durch das Hochsteigen der Iris, tritt aber auch ohne dieses auf. Auch hier ist es wiederum die Gegenwart von Strängen, welche in die Wunde eingeklemmt sind und den Mechanismus erklären: Sie drängen die Iris in den Kammerwinkel (sofern sie eine zunehmende Spannungstendenz zeigen) und die entzündliche Reaktion der Iris besorgt den Rest; die Anlagerung beginnt in einem lokalisierten Bereich, breitet sich dann nach und nach aus und führt zum dramatischen Bild der zirkulären Goniosynechie. Auf diese Weise entsteht eine sekundäre okuläre Hypertonie durch Verschluß des Kammerwinkels, welche jeder Therapie trotzt: Tatsächlich führt diese Art der Kammerwinkelverlegung durch Glaskörpereinklemmung im allgemeinen zum Verlust des Auges.

Der vierte Komplikationstyp ist die Netzhautablösung. Eine Entzündung zieht, wie oben dargelegt, die Entwicklung von intravitrealen Strängen nach sich; im allgemeinen haben sie ihren Ansatz in der prääquatorialen Region in der Zone, in welcher die Glaskörperbasis ansetzt und richten sich fächerförmig nach vorne in das Einklemmungsgebiet und nach hinten zu irgendeinem Netzhautpunkt. Die Gegenwart dieser Stränge kann in kürzerem oder längerem Intervall zum Auftreten einer Netzhautablösung führen: Entweder durch plötzlichen Zug oder, wenn durch progressive *Traktion ein Riß entsteht.* Diese zwei Typen der Netzhautablösung sind schwierig zu behandeln und führen oft zu chirurgischem Mißerfolg.

Auf diese Weise führt ein im weiteren Rahmen einer besonderen chirurgischen Technik (extrakapsuläre Linsenextraktion ohne Naht) vollkommen rechtmäßiges chirurgisches Verhalten zu solchen Katastrophen wie Entzündungserscheinungen, Pupillenhochstand, erhöhtem Augeninnendruck durch fortschreitenden Kammerwinkelverschluß und Netzhautablösung, während der Chirurg wohl zu handeln glaubt. Dies ist die traurige Zukunft für einen Bulbus, der einen Glaskörperverlust erlitten hat und lediglich durch schnellen korneo-skleralen Wundverschluß behandelt worden ist, in dem Bestreben, so wenig wie möglich Glaskörper zu verlieren, und ohne sich darum zu bekümmern, ob Glaskörper in die Wunde eingeklemmt ist oder nicht.

Sicherlich werden sich künftig chirurgische Vorschläge von den klassischen Dogmen entfernen; man läßt sie umso leichter gelten, als die gerade dargelegten Begriffe Zustimmung finden. Man muß sich des außerordentlichen Schwerwiegens einer Glaskörpereinklemmung absolut bewußt sein, um die im folgenden vorgeschlagenen Techniken anzunehmen.

2.4.5.2. Glaskörpervorfall außer bei der Linsenextraktion

Bei anderen Eingriffen als der Katarakt-Operation sind Glaskörperverluste sehr selten und außergewöhnlich.

Glaukom. Im Verlaufe von antiglaukomatösen Eingriffen bilden Glaskörpervorfälle die Ausnahme; manchmal kann man das Erscheinen von Glaskörper in der Vorderkammer ohne vorausgehenden Verlust oder sichtbaren Defekt in der Mbr. hyaloidea beobachten. Es ist wichtig vorauszusehen, ob der Glaskörper in die Fistel eindringen kann oder nicht. Die Haltung gegenüber der Linse, welche obligatorisch subluxiert ist, sobald Glaskörper in die Vorderkammer gedrungen ist, wird weiter unten besprochen.

Netzhautablösung. Glaskörpervorfall im Verlauf von Netzhautoperationen tritt nur im Augenblick der Punktion auf; er bedeutet, daß sich in der Retina ein Loch gebildet hat, und es erscheint wünschenswert, auch bei diesen gewöhnlich minimalen Glaskörperverlusten eine zusätzliche chirurgische Maßnahme zu ergreifen, um das Netzhautloch zu verschließen. Dennoch ist das Risiko einer Netzhautablösung durch dieses Loch mäßig, da sich gewöhnlich in die Skleralücke der Glaskörper einklemmt; von letzterer finden sich nicht nur der Glaskörper, sondern oft auch die Ränder des Netzhautloches eingezwickt (Abb. 53); dabei wird die Netzhaut durch den Glaskörper viel besser gehalten (welcher selbst Gefangener der Sklera ist) als durch irgendeine Indentation, und es bildet sich rasch eine spontane Narbe; es empfiehlt sich, deren Güte durch irgendein Mittel therapeutischer chorioidaler Aggression zu verbessern, besonders, wenn die intraoperative Fundusuntersuchung keine Netzhauteinklemmung zeigt.

Tatsächlich wiegt nicht der Netzhautvorfall schwer, welcher gewöhnlich vernarbt, sondern die Tatsache, daß die Glaskörpereinklemmung eine lokalisierte Entzündungsreaktion hervorruft. Diese führt in der Mehrzahl der Fälle zur Ausbildung intravitrealer Stränge, welche man als Folge der Operation von der Perforationsstelle ausstrahlen sieht. Sie setzen in mehr oder weniger großer Entfernung von der Netzhaut an und bilden manchmal eindeutig die Ursache für ein Rezidiv infolge einer Traktion.

Bei Zweiteingriffen nach durch Diathermie behandelten Netzhautablösungen, nur ausnahmsweise nach Kryotherapie, ist es möglich, massive Glaskörperverluste infolge Ruptur einer nekrotischen Sklerazone zu beobachten. Hier ist die Behandlung eine andere und macht gewöhnlich eine Skleratransplantation notwendig. Es tritt jedoch, zumal die nekrotische Sklera jeglichen Tonus verloren hat, keine Netzhaut- und Glaskörpereinklemmung ein: Infolgedessen muß man eine Eindellung über dem Netzhautriß, wo der Glaskörper hervorgetreten ist, vornehmen; zugleich ist das Bulbusvolumen durch eine Injektion von physiologischer Kochsalzlösung oder Hyaluronsäure wiederherzustellen.

Strabismus. Es kommt vor, daß man im Verlauf einer Schieloperation einen Glaskörperverlust sieht; es kann sich um eine Perforation oder um eine Öffnung der Sklera

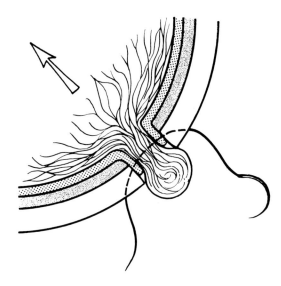

Abb. 53 Glaskörperaustritt im Verlaufe einer Punktion bei Netzhautablösung. Die Netzhaut selbst wird durch den Glaskörper mitgerissen und in die Skleralücke eingeklemmt, besonders beim Legen einer Naht. Die Gefahr besteht nicht in der retinalen Dehiszenz, sondern in der sekundären Ausbildung eines Glaskörperstranges

entweder durch den Faden beim Anziehen des Knotens oder durch die Schere beim Abschneiden der Muskelsehne handeln. Dieser Glaskörperprolaps beweist auch hier, daß man einen oder zwei Netzhautrisse hervorgerufen hat. Die Entwicklung verläuft fast immer spontan günstig, denn es handelt sich um eine gesunde Retina, welche einem nicht veränderten Glaskörper anliegt, und die Verletzung erfolgt zumeist in einer vorne gelegenen Zone zwischen Äquator und Ora, zumeist in Höhe der letzteren, also an einem Ort, wo die natürliche Anheftung der Mbr. hyaloidea in die Netzhaut fest ist. Die Vorsicht verlangt indessen auch hier einen therapeutischen chorioidalen Eingriff, um eine gute Narbe zu erhalten. Man wird der Kryotherapie gegenüber der Diathermie den Vorzug geben, da sie weder Adhärenz zwischen Sklera und Muskel noch Skleranekrose verursacht.

Traumen. Bei allen traumatischen Affektionen des Bulbus hat ein Glaskörperverlust dieselbe Bedeutung; im vorderen Abschnitt zeigt er eine teilweise oder totale Linsenluxation an; im hinteren Abschnitt weist er auf einen Netzhautriß hin. In keinem Fall weicht der Verlauf von dem Geschilderten ab; dennoch ist es bei Traumen notwendiger als sonst, prophylaktische Maßnahmen zu ergreifen.

3. Substitutionspräparate

Zum Ersatz des Glaskörpers sind zahlreiche Substitutionsprodukte vorgeschlagen worden; man kann sie in zwei Kategorien einteilen: Einerseits organische Substanzen wie subretinale Flüssigkeit, Liquor, frischer Glaskörper Verstorbener, lyophilisierter Glaskörper, Hyaluronsäure (Extrakt aus Rinderglaskörper, welcher in Frankreich unter dem

Namen von Etamuzin im Handel ist; oder Extrakt aus menschlicher Nabelschnur, welcher dichte Konsistenz aufweist und sich in den USA unter dem Namen von Healon H kaufen läßt). Andere in das Auge injizierte Produkte sind Luft, Kochsalzlösung und Silikon; letzteres hat sehr bescheidene Ergebnisse gebracht und findet sich augenblicklich von der Mehrzahl der Autoren verlassen, weil es nicht risikolos vertragen wird.

Es stellen sich folgende drei Fragen: Ihre Verträglichkeit zu kennen; zu wissen, welche Wirkung man von diesen Produkten im Glaskörper erwartet; und endlich zu wissen, was aus ihnen nach dem Ablauf einer gewissen Zeit wird.

Die Verträglichkeit ist im Buch der Straßburger Schule ausführlich analysiert worden und erwies sich im allgemeinen als gut; anscheinend treten bei den gereinigten Produkten keine immunologischen Reaktionen auf, und eine Infektion bleibt selten, um nicht zu sagen: die Ausnahme. Tatsächlich stellt sich augenblicklich die Neigung zur Anwendung dreier Produkte her: Physiologische Kochsalzlösung, wenig konzentrierte Hyaluronsäure und stark konzentrierte Hyaluronsäure. Tatsächlich sind alle drei unmittelbar oder fast ohne Vorbereitung anwendbar (es bedarf der Zeit von 1 Stunde, um Healon H wieder anzuwärmen), leicht zu konservieren (im Kühlschrank) und absolut steril. Die Luftblase, einfach in der Anwendung, ist nicht steril und hat den in den betroffenen Augen schwerwiegenden Nachteil, den Augenhintergrund zeitweise, immerhin ziemlich lange, unsichtbar zu machen. Die Hyaluronsäure verdunkelt manchmal und nur sehr gering während einiger Stunden, ohne die Augenhintergrundsuntersuchung wirklich zu stören.

Was verlangt man von diesen Produkten? Tatsächlich zwei sich voneinander grundlegend unterscheidende Dinge (Abb. 54).

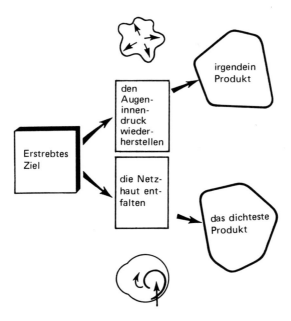

Abb. 54 Ziele einer intravitrealen Injektion. Die Injektion eines Ersatzproduktes in den Glaskörper erfolgt aus zwei hauptsächlichen Gründen: Wiederherstellung des Augeninnendruckes (jedwedes Produkt ist gut) oder Entfaltung der Netzhaut (die konsistenteste Substanz ist die beste)

Im allgemeinen an erster Stelle, daß sie den Augeninnendruck wiederherstellen und die Glaskörperhöhle wieder auffüllen, mit anderen Worten, daß sie die Glaskörpermasse künstlich vermehren. Dieser Zweck wird augenblicklich durch alle erwähnten Präparate erfüllt, denn die Güte der Nähte und deren Annäherung aneinander erlauben es meistens, selbst für ein sehr flüssiges Produkt eine ausreichende Dichte der Wunde zu erzielen. Auch glauben wir, daß im Kampf gegen die Hypotonie und zum Ersatz des aus irgendeinem Grunde verlorenen Glaskörpers alle Produkte brauchbar sind: Kochsalzlösung, Etamucin, Healon H, Glaskörper Verstorbener, lyophilisierter Glaskörper u. a., denn sie erlauben es alle, das angestrebte Ziel zu erreichen.

Bei anderen Patienten möchte man durch eine lokalisierte Injektion unter ophthalmoskopischer Kontrolle eine bestimmte Maßnahme im Glaskörperraum ergreifen. Dabei denken wir besonders an die Versuche, eine Lateroversio zu entrollen; in diesem Fall sind natürlich die Erfolgschancen umso größer, je dichter die benutzte Flüssigkeit ist. Es waren zahlreiche Versager mit physiologischen Lösungen und selbst mit Etamucin zu verzeichnen; das Produkt, welches theoretisch die größte Befriedigung bringen müßte, ist das Healon H. In der Tat handelt es sich um eine extrem dichte Hyaluronsäure, deren Masse selbst nach Injektion durch eine feine Nadel zusammenhängend bleibt. Sie nimmt im Glaskörper die Gestalt einer Kugel an, die sich nicht augenblicklich mit dem Inhalt des Glaskörperraumes vermischt und es ermöglicht, die Netzhaut progressiv zurückzudrängen. Im Gegensatz dazu gleiten die anderen weniger viskösen Flüssigkeiten an der Lateroversio vorbei oder durch das Loch hindurch, ohne dabei die Netzhaut wieder anzulegen. Infolgedessen erscheint es gerade im Falle eines intravitrealen Eingriffs besonders wünschenswert, ein dichteres Präparat anzuwenden (Abb. 55). Wir verfügen nur über eine kurze Erfahrung mit Healon H, und dabei scheinen die erzielten Ergebnisse diese Theorie unglücklicherweise nicht zu bestätigen.

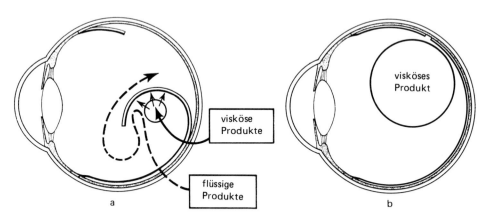

Abb. 55 Mechanische Wirkung von flüssigen und viskösen Substitutionsprodukten auf die abgelöste Netzhaut. Während ein flüssiges Substitutionsprodukt den Netzhautriß durchfließt (Ora- oder Riesenriß), hat ein visköses Produkt bessere Chancen, die Netzhaut an ihren Platz zu drängen

Das dritte und letzte Problem ist es zu wissen, *was aus diesen Produkten wird.* Man könnte hoffen, daß die Verwendung von dem Glaskörper sehr nahestehenden oder gar ihm selbst entstammenden Substanzen es erlaube, im Inneren der Glaskörperhöhle ein normales Corpus wiederherzustellen. Der logischste Versuch in diesem Sinne ist die Verwendung von frischem Leichenglaskörper, welcher nach Bulbuseröffnung bei aufgeklapptem Auge entnommen und mit sehr dicker Nadel injiziert wird, um seinen Aufbau möglichst wenig zu zerstören. Bei dieser Gelegenheit konnte man übrigens von „Glaskörperübertragung" reden, ein nicht ganz zutreffender Ausdruck, welcher endlich durch denjenigen einer „Glaskörpertransplantation" ersetzt wurde. Tatsächlich, ob es sich nun um frischen oder lyophilisierten Glaskörper handelt, dessen Konsistenz nach Rehydratation bereits sehr flüssig ist, verläuft die Entwicklung in beiden Fällen sehr schnell in Richtung der Verflüssigung und zum Ersatz durch Kammerwasser. Es ist dasselbe wie Etamucin, welches nicht länger als 8 Tage im Bulbusinneren verbleibt, bevor es langsam verdünnt und abgebaut wird. Genau dasselbe trifft endlich auch für die konzentrierte Hyaluronsäure und das Kollagen zu, welche noch etwas langsamer verschwinden, nämlich etwa innerhalb eines Monats.

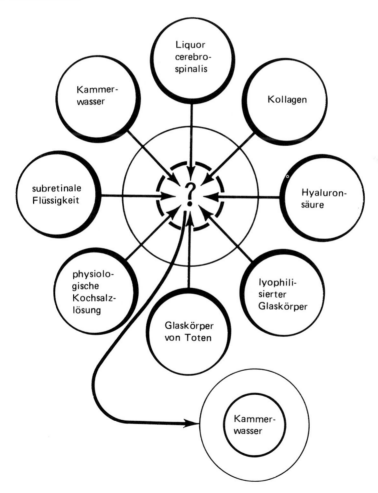

Abb. 56 Verbleib der biologischen, in den Glaskörper injizierten Substitutionsprodukte

So erscheint der Kampf zwischen den Verfechtern der verschiedenen Produkte zum Glaskörperersatz nutzlos; mit Ausnahme des Silikons, welches am Orte bleibt, werden alle anderen Produkte (Luft, Kammerwasser, physiologische Kochsalzlösung, subretinale Flüssigkeit, Liquor, lyophilisierter Glaskörper, frischer Glaskörper, Hyaluronsäure verschiedener Konzentration . . .) rasch zerstört oder resorbiert und durch Kammerwasser ersetzt (Abb. 56).

Es scheint demnach, daß die jeweiligen Indikationen nicht der Natur der verschiedenen Substanzen, sondern nur des verfolgten Zieles Rechnung trügen; unserer Meinung nach handelt es sich einfach darum, den Augeninnendruck wiederherzustellen; bei dichten Nähten ist jedwedes Produkt gut, und unsere Vorliebe gilt augenblicklich entweder der physiologischen Kochsalzlösung, welche den Glaskörper nicht trübt, oder der Hyaluronsäure vom Typ des Etamucins. Wenn es sich im Gegensatz dazu um einen Versuch handelt, die Netzhaut zu entfalten oder näher an die Augenwand zu bringen, ist die Flüssigkeit der Wahl die konzentrierte Hyaluronsäure von *Balazs* oder Healon H.

4. Folgerung

Anläßlich dieses physio-pathologischen Entwurfes möchten wir mehrere Punkte hervorheben.

Die Glaskörperstruktur ist anfällig, und jedweder Eingriff in ihren Raum führt zur Zersetzung des Corpus vitreum. Die konstant eintretende Reaktion ist seine Verflüssigung durch Destruktion der Hyaluronsäure und Agglomeration der kollagenen Fibrillen. Hinzu kommt je nach Lage des Falles Strangbildung oder Organisation des Glaskörpers. Diese Veränderungen wirken sich auf die Netzhaut und die vorderen Abschnitte aus. Mit Ausnahme der Glaskörpereintrübung sind die Rückwirkungen schwerwiegend: Netzhautablösung, sekundäre Augeninnendrucksteigerung (Abb. 57).

Jeder einmal zerstörte Glaskörper bleibt dieses definitiv: Es gibt für ihn keine Regeneration, sondern jeder Glaskörperdefekt wird durch Kammerwasser ersetzt, welches den Augeninnendruck erhält oder wiederherstellt. Die schädliche Auswirkung eines Glaskörperverlustes ist demnach weniger die Folge der verlorenen Menge, sondern fast ausschließlich durch seine Einklemmung in die Operationswunde bedingt.

Alle biologischen Substitutionsprodukte werden mehr oder weniger schnell abgebaut und durch Kammerwasser ersetzt, was die Diskussionen über ihren jeweiligen Wert unfruchtbar macht.

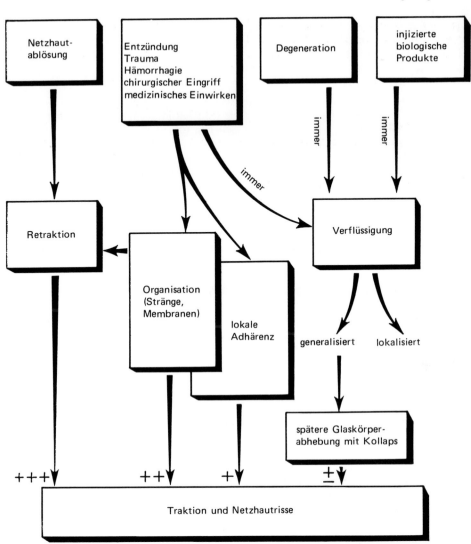

Abb. 57 Antwort des Glaskörpers auf Aggressionen

DRITTER TEIL

Glaskörperchirurgie

Die Glaskörperchirurgie ist heutzutage eine Realität.

Vor noch nicht sehr langer Zeit bestand sie lediglich in der mehr oder weniger befriedigenden Behandlung der im Laufe der täglichen Chirurgie beobachteten Komplikationen. Man beschränkte sich eigentlich darauf, beispielsweise im Verlauf einer Linsenextraktion den Glaskörpervorfall möglichst schnell abzuwehren.

Zunehmend sind die Ophthalmologen den Glaskörper auf vorderem oder hinterem Wege bei einer steigenden Zahl von Erkrankungen angegangen; so entstand nach und nach eine ganze Glaskörperchirurgie.

Man kann darin zwei Seiten voneinander abgrenzen, was dazu führt, in einem ersten Kapitel die operativen Glaskörperkomplikationen bei normalen Eingriffen darzulegen, und in einem zweiten Kapitel den freiwilligen Angriff des Glaskörpers.

1. Intraoperative Glaskörperkomplikationen der normalen Chirurgie

Es werden nacheinander Glaskörperkomplikationen bei der Katarakt-Extraktion, bei Operationen gegen Glaukom, Netzhautablösung und Strabismus, bei der Hornhautübertragung und den perforierenden Verletzungen betrachtet. Der größte Teil bleibt natürlich den im Verlauf einer Linsenextraktion beobachteten Glaskörperprolapsen reserviert, mit welchen wir beginnen wollen.

1.1. Glaskörperkomplikationen im Verlauf der Linsenextraktion

Glaskörperkomplikationen im Verlauf einer Linsenextraktion sind selten. Darüber hinaus, wenn man den Autoren folgt, verringert sich ihr Vorkommen von Jahr zu Jahr in dem Maße, in dem sich die chirurgischen Techniken verbessern. Es ist schwierig, eine Zahl festzusetzen, aber der alte Prozentsatz von 10% ist zu hoch; die Realität liegt bei einem Prozentsatz, welcher sich mehr und mehr, ohne ihn wahrscheinlich ganz zu erreichen, demjenigen von 1% nähert, wie ihn einige optimistische Autoren ansetzten. Man sieht also, daß die Glaskörperkomplikationen im Verlauf einer Linsenextraktion tatsächlich sehr selten sind, und diese erste Feststellung ist bedeutsam; tatsächlich wird man in dem Maß weniger zögern, anscheinend barbarische Methoden im Kampf gegen den Glaskörpervorfall anzuwenden, als letzterer zur Ausnahme geworden ist: Bei ausnahmsweisen Komplikationen erfolgen auch außergewöhnliche chirurgische Maßnahmen.

Übrigens nimmt die Häufigkeit des Glaskörperverlustes mit zunehmender Erfahrung ab; das betont die Notwendigkeit, jungen Operateuren immer von erfahrenen helfen zu lassen, damit bei eintretendem Glaskörpervorfall die notwendigen Maßnahmen korrekt eingehalten werden.

Ein dritter, ebenfalls grundlegender Begriff ist es, daß es nicht nur eine, sondern viele Arten von Glaskörperverlust mit absolut unterschiedlichem Mechanismus gibt; jede Ursache kann fast immer durch geeignete Maßnahmen verhindert werden; eine jede kann endlich eine besondere Behandlung erfordern.

Intraoperative Glaskörperkomplikationen der normalen Chirurgie   65

Derart stellen sich die drei großen Abschnitte dieses Kapitels heraus: Die Ursachen, das Vorbeugen und die Behandlung der Glaskörpervorfälle, welche nacheinander untersucht werden sollen.

1.1.1. Ursachen des Glaskörpervorfalles

Sie sind zahlreich und erwachsen aus unterschiedlichen Mechanismen, welche man in drei große Gruppen zusammenfassen kann.

Zug um Zug gelangen die intraokulare Drucksteigerung, das direkte Angehen des Glaskörpers und der primitive Glaskörpervorfall zur Betrachtung.

1.1.1.1. Erhöhung des Augeninnendruckes

Je nach extra- oder intraokularem Ursprung kann man zwei Mechanismen unterscheiden.

Vermehrung des Druckes aus extraokularer Ursache. Sie wird durch unzeitgemäßen Druck auf die Augenwände hervorgerufen. Dabei kann es sich um das Aufstützen großer Instrumente handeln; darunter sind zwei besonders gefährlich. *Der Lidsperrer* (Abb. 58), welchen manche zum Aufhalten der Lider verwenden, erscheint uns im Verlauf einer Kataraktoperation besonders gefährlich. Dasselbe gilt für ein Instrument (Zyklodialysespatel, Schielhaken oder Chalazionkürette), welches zum Ausüben eines Gegendruckes auf die unteren Bulbusregionen während der Extraktion ausgeübt wird (Abb. 59); früher

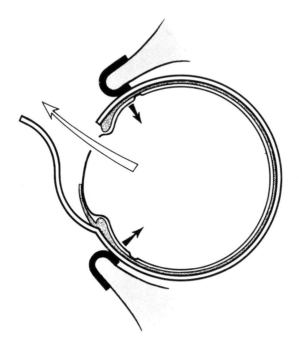

Abb. 58 Schädigende Einwirkung des Lidsperrers

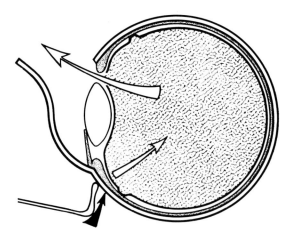

Abb. 59 Schädliche Wirkung des Gegendruckes (sog. Massagewirkung)

war dieser Gegendruck notwendig, um das Fassen der Linse mit Pinzette oder Sauger zu ermöglichen, aber die Kryoextraktion macht ihn absolut überflüssig: Dies Auslassen des notwendigen Gegendruckes ist wahrscheinlich der größte Vorteil der Kryoextraktion, mehr noch als die Verringerung der Anzahl von Kapselrissen. Mancher Glaskörperverlust wird durch diesen Gegendruck vermieden; aber diese Wohltat stellt sich nur in dem Ausmaß ein, in welchem es der Chirurg annimmt, den Gegendruck vollständig auszulassen, was in der Regel dann geschieht, wenn er die außerordentliche Festigkeit des Anfrierens bemerkt hat.

Der Druck auf die Augenwand kann auch durch einen *Lidschluß* hervorgerufen werden. Die Kontraktionen des Orbicularis (Abb. 60) der Lider sind an erster Stelle Ausdruck schlecht angelegter Lokalanästhesie, und nicht ausreichende Akinesien sind eine der häufigsten Ursachen für Glaskörperverlust. In gleicher Weise können unvorhersehbare Kopfbewegungen bei nicht lenkbaren oder desorientierten Operierten trotz der üblichen Vorsichtsmaßnahmen zur Immobilisierung einen Druck der Augenlider auf den Bulbus herbeiführen.

Darüber hinaus kann man die Gefahr nicht genug betonen, welche ein *unglückliches Aufstützen der Hand* des Chirurgen oder seines Assistenten auf den Lidsperrer bedeutet, wenn ein solcher zu Unrecht eingebracht worden ist, oder einer unkontrollierten Bewegung, welche einen Faden sich verfangen läßt. Man muß weiterhin ausdauerndes Tupfen anführen, welches durch einen ungeschickten Assistenten in der Absicht erfolgt, Flüssigkeitsüberschuß zu entfernen; es kann besonders im inneren Winkel ausreichen, einen Überdruck auf die Augenwände auszuüben; und schon allein die Hautspannung kann die Lider unglücklich verziehen.

Des weiteren ist es wichtig, auf die Möglichkeit hinzuweisen, daß eine *weiche Sklera* über einem verflüssigten Glaskörper zusammenfallen kann, besonders nach der Linsenextraktion.

Endlich verdient ein in manchen Fällen durch die retrobuläre Injektion hervorgerufenes *Hämatom* der Orbita einen besonderen Platz: Es ruft eine derartige Kompression des Auges hervor, daß es nicht in Frage kommt, solche Patienten zu operieren und man den Eingriff auf ein späteres Datum verschieben muß.

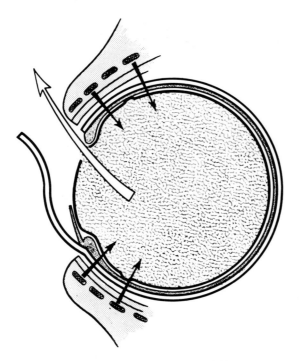

Abb. 60 Schädliche Einwirkung der Orbikularisfasern in den Lidern

Als Folgerung aus diesem ersten Kapitel sieht man, daß fast in allen diesen Fällen der Chirurg, sein Assistent, die ausgewählten Instrumente oder die Güte der Anästhesie verantwortlich für den Glaskörperverlust sind. Bei allen diesen Operierten müßte es im Bericht nicht heißen: „Der Glaskörper ist prolabiert", sondern: „Der Glaskörper wurde herausgepreßt durch . . ."

Drucksteigerung aus intraokularer Ursache. Sie kann das Ergebnis einer *plötzlichen venösen Drucksteigerung* sein, wie man sie im Verlauf von anfallsweisem Husten oder Räuspern beobachtet: Hier handelt es sich wiederum um eine durch Lokalanästhesie bedingte Komplikation. Man weiß, wie man aufpassen muß, um nur Patienten zu operieren, deren Atemwegsaffektion korrekt behandelt worden ist. Es stört manchmal überaus, wenn man jemanden operieren muß (mit Erkältungen oder chronischer Bronchitis behaftete Patienten), bei dem es nicht möglich gewesen ist, den Husten vorher verschwinden zu lassen. Der Eingriff ist a priori schwierig, denn der Zustand der Atemwege kontraindiziert gewöhnlich die Anwendung einer allgemeinen Narkose. Man muß bei solchen Patienten ganz besondere Vorsichtsmaßnahmen ergreifen: Trotz alledem droht hier an erster Stelle ein Glaskörperprolaps.

Das vorzeitige Aufwachen des Operierten im Verlaufe des Eingriffs ist andererseits eine ausschließlich der Allgemeinnarkose anhaftende Komplikation. Wir sind überzeugte Verfechter der Allgemeinnarkose in der Ophthalmologie, aber unter der Bedingung, keine Zweifel an ihrer Güte hegen zu müssen. Wenn oft plötzlich der Patient zu erwachen beginnt und seinen Tubus herauswürgen möchte, während der Bulbus noch offen ist, muß man die schlimmsten Komplikationen fürchten.

Vorher bestehende Drucksteigerungen bedeuten eine klassische Ursache für Glaskörperverlust, jedoch scheint uns dies nur von Bedeutung, wenn der Augeninnendruck im Augenblick des Eingriffs erhöht ist. Im Grunde liegt das Problem ungeachtet der Glaukomart in der Entleerung des Kammerwassers; sobald dagegen die Vorderkammer offen und eine Iridektomie angelegt ist, kann alles anormalerweise in der Vorderkammer oder der Hinterkammer festgehaltene Kammerwasser aus dem Bulbus abfließen. Es ist möglich, daß noch eine nicht zu vernachlässigende Menge hinter der Glaskörperbasis bleibt, zwischen der Mbr. hyaloidea posterior und der Mbr. limitans interna der Retina; aber es gibt keinen Grund dafür, daß sie plötzlich ihr Volumen vermehren sollte. Deshalb versteht man beim Öffnen eines normotonen Auges schlecht, daß ein Glaskörperprolaps eintreten kann, während doch Kammerwasser und Linsenmasse entfernt worden sind. Hier ist es also nicht die präoperative Drucksteigerung irgendeiner Art, sondern diejenige im Augenblick des Eingriffes, welche den Glaskörperverlust verursacht.

1.1.1.2. Direktes Angehen des Glaskörpers

Direkte Glaskörperangriffe sind leicht zu charakterisieren.

Zunächst gibt es auch hier wieder *ungeschickte Bewegungen des Operateurs oder seines Assistenten;* es würde einen schweren Irrtum bedeuten, sich darüber nicht Rechenschaft abzulegen; sie sind häufiger, als man annimmt, und ein Großteil der Glaskörper drängten sich nur auf dem Papier des Operationsberichtes spontan hervor. Ihr selteneres Vorkommen mit zunehmender Erfahrung des Chirurgen liefert den Beweis.

Es kommt vor, daß man beim *Auswaschen des Alphachymotrypsins aus der Vorderkammer* Glaskörper abfließen sieht; dieses tritt ein, wenn die Injektion der physiologischen Kochsalzlösung zu brutal erfolgt und im Auge einen erhöhten Augeninnendruck erzeugt; in manchen Fällen beobachtet man dabei ein spontanes Hervortreten der Linse.

Es besteht die Möglichkeit, *die Linse* in dem Augenblick nach hinten *zu luxieren,* in welchem man sich ihrer Fixation versichern will; selbstverständlich ist das Luxationsrisiko umso größer, als das verwendete Instrument einen ausgeprägteren Druck benötigt. Die Entbehrlichkeit dieses Druckes bedeutet wiederum die Überlegenheit der Kryoextraktion über alle anderen Methoden. Ein einfaches Aufsetzen der Kryode auf die Linse reicht tatsächlich aus, um ein vollständiges Anhaften des Instrumentes zu erzielen (Abb. 61).

Ein anderer, genau genommen außergewöhnlicher Mechanismus kann Glaskörperverlust nach sich ziehen: Bei *translentalem Anfrieren!* Wir haben es einmal beobachtet; es handelte sich offensichtlich um einen technischen Irrtum, da die Kryo-Applikation unverhältnismäßig lange an einer überdies dünnen Linse angewendet wurde. Die Eiskugel durchquerte die Linse und der angefrorene Glaskörper wurde extrahiert, ohne daß man sich dessen zum Zeitpunkt der Extraktion bewußt war. Hier handelt es sich um eine Komplikation, welche wir in der Literatur bisher nicht aufgefunden haben.

Glaskörperverluste durch *Persistieren der hyaloideo-kapsulären Verwachsung* oder durch einen anderen Vorgang entstehen aufgrund desselben Mechanismus (Abb. 62). Man weiß, daß das Wieger'sche Ligament im Erwachsenenalter verschwindet, dennoch gibt es individuelle Unterschiede bezüglich des Zeitpunktes. Wenn es auch mit dem 20.–25. Lebensjahr seine größte Festigkeit verloren hat, so kommt es doch vor, daß es 10 oder 15 Jahre später noch äußerst fest sein kann.

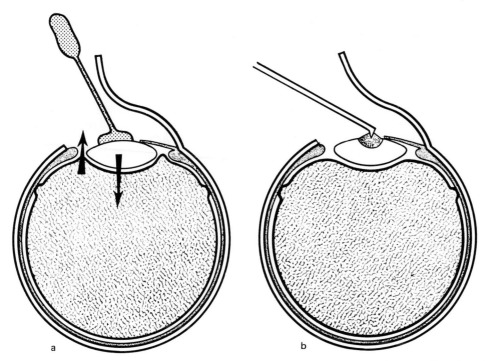

Abb. 61 Der Sauger oder die Pinzette benötigen einen leichten Druck auf die Linse (a); dieser ist mit einer Kryode unnötig (b)

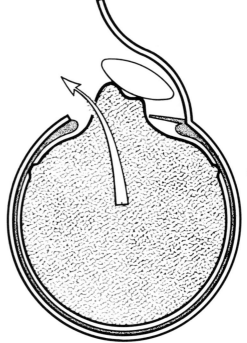

Abb. 62 Glaskörperverlust durch hyaloideo-kapsuläre Adhärenz

Glaskörperchirurgie

Der Irisretraktor bedeutet eine ernste Gefahr für den Glaskörper. Wir halten ihn für eine der schlechten chirurgischen Neuerfindungen. Die große Zahl von Publikationen über dieses Thema betont das von seiten vieler Chirurgen bestehende Interesse, aber mit der Zeit nimmt die Gerechtigkeit ihren Lauf gegen dieses barbarische und gefährliche Vorgehen; tatsächlich beschreiben unterschiedliche Autoren selbst, daß Glaskörperverluste bei seiner Anwendung nicht selten sind; sie treten in dem Moment auf, wenn man das Häkchen herausnimmt: Sobald die Linse extrahiert ist, kommt das Instrument in direkten Kontakt mit der Mbr. hyaloidea anterior (Abb. 63). Andere viel einfachere und weniger gefährliche Methoden werden augenblicklich gebraucht, um die Iris zurückzuhalten, wenn man die Linsenextraktion mit runder Pupille ausführen möchte.

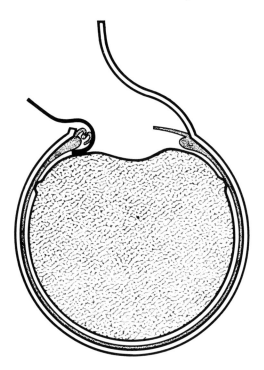

Abb. 63 Schädliche Wirkung des Irisretraktors

Intraokulare instrumentelle Manöver nach der Linsenextraktion sind ebenfalls verantwortlich für zahlreiche Glaskörperverluste. Unglücklicherweise sind derartige Manipulationen dann unerläßlich, wenn die Linsenextraktion nicht total ausfiel: Es ist nicht wünschenswert, größere Linsenmassen in der Vorderkammer zu lassen, sondern sehr wichtig, den größten Teil und möglicherweise die gesamte Kapsel zu entfernen. Man wird deshalb veranlaßt, eine Reihe von empfindlichen Handhabungen auszuführen, in deren Verlauf es zu einem Riß der Mbr. hyaloidea anterior kommen kann.

Letzteres kann auch eintreten, wenn man *zusätzliche Nähte im Bereich der Iridektomie legt,* sobald diese groß ist. Einer der Wundränder ist oft eingerollt, und indem man seinen Rand mit einer Pinzettenbranche ergreifen will, oder indem man die Nadel einführt, bevor der Rand entrollt ist, riskiert man, die Mbr. hyaloidea anterior anzustechen.

Der Riß der Mbr. hyaloidea anterior kann ebenfalls eintreten, wenn der Operateur nach dem Wundverschluß die *Vorderkammer wiederherstellen* will; man riskiert eine Verletzung der Mbr. hyaloidea, wenn das Kanülenende in den Bereich der Iridektomie gehalten wird.

Demzufolge hat es den Anschein, daß bis auf eine zudem vorhersehbare hyaloideokapsuläre Adhärenz alle Glaskörperverluste, welche zur Debatte stehen, das Ergebnis einer unzureichenden oder nicht angepaßten chirurgischen Technik sind.

1.1.1.3. Spontaner Glaskörperprolaps

Fast alle genannten Glaskörperverluste sind eigentlich vom Augenbefund unabhängig; sie ergeben sich aus falscher chirurgischer Technik, fehlerhafter Anästhesie oder schlechter Indikationsstellung und können demnach vermieden werden. Dennoch bleibt eine besondere Gruppe von Glaskörperprolapsen, welche wir die spontanen nennen, denen kein Fehler voranging.

Ihre eindrucksvollste und ausgeprägteste Form ist die expulsive Blutung, ein dramatischer Zwischenfall oft außerhalb jeder Hilfe trotz korrekten chirurgischen Verhaltens. Glücklicherweise kommen auch schwächer ausgeprägte Formen des spontanen Glaskörpervorfalls vor; sie stellen sich vor der Linsenextraktion bei gähnend offener Wunde oder nach der Extraktion der Linse ein, welcher ein Teil des Glaskörpers folgt.

Der Mechanismus dieser spontanen Glaskörperprolapse ist noch unvollständig geklärt. Für manche handelt es sich um eine minimale expulsive Blutung, für andere um eine sich rasch einstellende Amotio chorioideae (Abb. 64). Es gibt tatsächlich gleitende Übergänge zwischen einer serösen Abhebung der Aderhaut, einer hämorrhagischen Aderhautablösung und einer massiven suprachorioidalen Hämorrhagie im Sinne einer expulsiven Blutung.

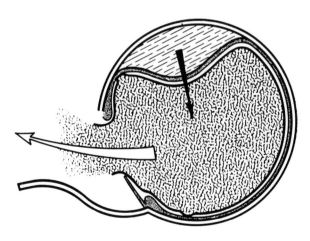

Abb. 64 Glaskörperverlust infolge von Aderhautabhebung

Immerhin ist es nicht sicher, daß diese Erklärung zutreffend oder die einzige sei. Es ist vielleicht möglich, als Ursache eines anscheinend spontan nach der Linsenextraktion auftretenden Glaskörperverlustes die Schwäche und den Rigiditätsmangel der Sklerawand in Betracht zu ziehen, wie man sie beispielsweise bei starken Myopien finden kann.

Es scheint, daß es sich bei der Mehrzahl der Glaskörperverluste im Verlauf einer Linsenextraktion um Folgen eines Fehlers bei Indikation oder Ausführung eines Eingriffes handelt. Bei anderen Fällen ist die Komplikation nicht vorauszusehen und deshalb schwer zu vermeiden, aber man weiß, daß sie bei allen Patienten und in jedem Augenblick auftreten kann.

1.1.2. Prophylaxe der Glaskörperverluste

Die prophylaktischen Maßnahmen werden in der chronologischen Reihenfolge der Operation dargestellt.

1.1.2.1. Präoperative Augeninnendrucksteigerung

Es ist nicht selten, daß man einen Bulbus operieren muß, dessen Druck ein wenig, in seltenen Fällen deutlich erhöht ist. Hier halten wir es für angebracht, vorsichtshalber osmotisch wirksame Medikamente (Mannit oder Harnstoff) oder Acetazolamid anzuwenden; okuläre Hypertonien, welche der Applikation dieser Medikamente widerstehen, sind tatsächlich Ausnahmen, und diese Resistenz allein bildet das Problem der Indikation.

Andererseits stellen wir uns vollständig gegen Methoden wie eine längere Kompression des Bulbus. Wir können nicht glauben, daß ein starker und schlecht dosierbarer Druck ohne Folgen auf das Gefäßsystem eines Greises sein soll, von dem man den Druck der A. ophthalmica nicht kennt und den Augenhintergrund manchmal nicht einsehen kann. Darüber hinaus halten wir derartige Manöver keineswegs für ungefährlich für die Netzhautperipherie dieser alten Leute. Allenfalls, selbst, wenn die osmotisch wirksamen Medikamente und Acetazolamid durch eine Allgemeinerkrankung kontraindiziert sind, was nur ausnahmsweise zutrifft, ist auch dieses wenigstens unserer Meinung nach kein hinreichender Grund für eine Bulbuskompression.

Es scheint uns sehr viel weniger gefährlich und viel wirksamer, eine hintere Glaskörperpunktion vorzunehmen, welche zugleich vor einer okulären Hypertonie schützt und die beschriebenen möglichen Zwischenfälle verhindert. Es sei daran erinnert, daß die hintere Glaskörperabhebung mit dessen Kollaps unvermeidlich bei allen Aphaken eintritt: Es besteht demnach kein Grund, vor einer hinteren Glaskörperpunktion im Bedarfsfalle zurückzuschrecken.

1.1.2.2. Anästhesie

Es ist das Ziel der Anästhesie, unzeitgemäße Bewegungen des Auges und der Lider zu vermeiden. Ideal ist es, wenn auch Kopfbewegungen vollständig vermieden werden können. Zweifellos kann allein die Allgemeinnarkose alle drei Bedingungen erfüllen. Unserer Meinung nach lebt die Lokalanästhesie heute nur noch von den Kontraindikationen der Allgemeinanästhesie, und jedweder Eingriff am Auge, vor allem mit Eröffnung des Bulbus, sollte in genereller Narkose stattfinden.

Die Allgemeinanästhesie kann direkt (Fluothan) oder indirekt (Curare, Hexamethonium) eine weitaus bessere Bulbushypotonie ergeben als die retrobuläre Injektion von Lokalanästhetika.

Sie soll vollständig sein: Ihre Tiefe muß für eine vollständige Muskelrelaxation ausreichen und die Katastrophe des intraoperativen Erwachens vermeiden; sie muß das Ende des Eingriffs überdauern, und der Patient soll ohne Husten erwachen. Allein unter diesen Bedingungen ist die Allgemeinnarkose auf allen Gebieten der Lokalanästhesie eindeutig überlegen. Die sehr große Erfahrung, welche wir mit der Allgemeinnarkose an der Augenklinik des Hôtel-Dieu in Paris (10 000 Fälle) erwerben konnten, erlaubt die Aussage, daß es quoad vitam keine signifikanten Unterschiede zwischen Allgemein- und Lokalanästhesie gibt.

Die Narko-Analgesie fand bei uns kaum Anwendung; unserer Meinung nach handelt es sich um eine Allgemeinnarkose, welche ihren Namen verleugnet, und wir werfen ihr gern vor, daß sie uns nicht vor einem unzeitgemäßen Erwachen des Patienten schützt, welcher desorientiert ist und leicht im entscheidenden Augenblick ungünstige Bewegungen ausführt. Die Erfahrungen, welche wir mit einer derartigen Anästhesie machen konnten, ermutigt uns nicht zu ihrer weiteren Anwendung.

Die Lokalanästhesie wird regelmäßig bei solchen Katarakt-Patienten angewendet, deren Allgemeinzustand oder hohes Alter eine Vollnarkose nicht zulassen. Sie muß ebenfalls tadellos sein, wenn man auf gute Ergebnisse hofft; sie umfaßt die retrobuläre Injektion, welche die Sensibilität und die Bewegungen des Auges ausschaltet, und die Akinesie, welche unter allen Umständen jede Möglichkeit einer Lidkontraktion unterdrücken muß: Im anderen Fall sind Glaskörperkomplikationen besonders zu befürchten. Deshalb, wenn diese Betäubung nicht ausreicht oder wenn man wegen einer engen Lidspalte fürchtet, einen Druck auf den Bulbus auszuüben, oder wenn es sich um einen desorientierten oder debilen Patienten handelt, soll man nicht zögern, die Akinesie durch eine äußere Kanthotomie zu vervollständigen. Es ist zudem unumgänglich, sich einer absoluten Ruhigstellung des Kopfes zu versichern, letzterer soll durch einen quer über die Stirn befestigten Klebstreifen zu beiden Seiten auf dem Operationstisch festgehalten werden.

Ungeachtet der Betäubungsart muß man sich dennoch gegen eine Zahl von unvorhergesehenen Ereignissen absichern, welche beim Operierten Kopfbewegungen oder heftige Kontraktionen des M. frontalis oder eines noch sensiblen M. orbicularis auslösen können. Es handelt sich um unerwartete Geräusche (einige Kryo-Extraktoren benutzen das Entweichen des CO_2: Man soll es den Patienten vorher ankündigen), aber auch um das Herabfließen von kalter physiologischer Kochsalzlösung in das Ohr (überflüssiges Kochsalz sollte auf die Tücher und nicht auf die Haut fließen).

Weiterhin muß man den Husten von Bronchitikern stillen; wenn dieses nicht möglich ist, bittet man den Kranken, genau vor der Eröffnung des Bulbus ein letztes Mal zu husten und mahnt ihn danach andauernd, dies nicht mehr zu tun; man bittet ihn, so lange stille zu sein, bis die Extraktion beendet ist.

Alle diese Einschränkungen zeigen, wie weit die Allgemeinnarkose der lokalen überlegen ist durch die vollständige durch sie bedingte Ruhe und durch Vermeidung von Risiken, welche an die Orbikulariskontraktionen oder an Bewegungen von Augen oder Kopf gebunden sind. Dennoch ist es unumgänglich, tadellose Lokalanästhesien anzulegen, wenn man ihrer bedarf.

1.1.2.3. Nicht angebrachte Bewegungen des Chirurgen

Bei der Aufzählung der Ursachen für einen Glaskörperprolaps sprachen wir davon, daß er zu jedem Zeitpunkt durch nicht angebrachte Bewegungen des Chirurgen oder seines Assistenten hervorgerufen werden konnte, ob es sich nun um äußeres Tupfen, intraokulares Ungeschick oder Fehler beim Legen der Nähte usw. handelt. Dieses zeigt, in welchem Ausmaß alle Handlungen ausgewogen sein sollten.

Trotz alledem besteht das Problem der Ausbildung. Unserer Meinung nach sollten sich junge Chirurgen sehr lange an Tieraugen üben und bei Operationen mehrfach zusehen, bevor sie selbst assistieren. Erst in dem Augenblick, in dem ihnen alle Handlungen vertraut sind, fangen sie an, selbst zu operieren. Vielleicht ist es nicht wünschenswert, gleich die ganze Operation zu übernehmen, sondern langsam kleine Fortschritte zu machen, damit jegliche Emotion ausgeschaltet bleibt. In jedem Fall operiert der lernende Chirurg nur an einem Patienten in Narkose, an einem zweiten Auge, welches keine anderen Veränderungen aufweist und dessen Partnerauge zuvor erfolgreich operiert worden ist.

1.1.2.4. Halterungen

Nacheinander werden die Halterung der Lider und danach diejenige der Iris besprochen.

Lidhalterung. Der Lidsperrer scheint uns eines der schlechtesten Instrumente bei der Linsenextraktion zu sein. Ungeachtet seiner Form übt er immer mehr oder weniger Druck auf die Bulbuswand aus: Damit bildet er eine sichere Ursache für die Möglichkeit eines Glaskörperprolapses. Umso mehr sind gewisse außerordentliche Montagen zu verdammen, welche es ermöglichen, die Lider und die Zügelnaht am M. rectus superior galgenartig daran aufzuhängen; ein solches rigides System kann beim Auftreten der geringsten Komplikation nur zu Katastrophen führen.

Das beste Mittel zum Offenhalten der Lider bilden Lidhaltefäden. Die Aufgabe der Zügelnaht durch den Ansatz des M. rectus superior ist es, den Bulbus nach unten zu rotieren (Abb. 65); wenn er überdies das Oberlid offenhält, so geschieht dies um den Preis eines geringen Druckes auf den Bulbus. Es handelt sich also nicht um einen Lidhaltefaden, wie man meinen möchte. Die Fäden, welche wirklich die Lider offen halten, sind jene, welche durch deren jeweiligen freien Rand verlaufen (Abb. 66).

Oft begnügt man sich damit, einen Faden durch den M. rectus superior und einen anderen durch das Unterlid zu legen, jedoch ist ein Haltefaden des Oberlides sehr nützlich. Wenn wirklich ein Glaskörperprolaps droht, ist es der erste Griff des Assistenten, die Lider an den Haltefäden vom Bulbus abzuspreizen, nachdem er die Zügelnaht oben gelockert hat. Deshalb muß man umso eher einen Haltefaden durch das Oberlid legen, als man einen Glaskörpervorfall fürchtet, und es scheint uns unerläßlich, bei einer Lokalanästhesie immer einen solchen anzulegen, besonders da man hier einen besonderen Grund hat, Glaskörperprolaps zu fürchten.

Irishalterung. Es wurde bereits gesagt, wie wir über das Irishäkchen denken, welches ein gefährliches Instrument darstellt und in manchen Fällen beim Rückziehen eindeutig schuld ist an einem Glaskörperprolaps, indem es die Glaskörpergrenzmembran anritzt. Tatsächlich scheint unter allen vorgeschlagenen Methoden, wie erfinderisch sie auch seien, eine einzige ausgezeichnet: Die Anwendung des synthetischen, drei- oder viereckig geschnittenen Schwämmchens (Abb. 67). Sobald dieses — ungeachtet seiner Form — ein

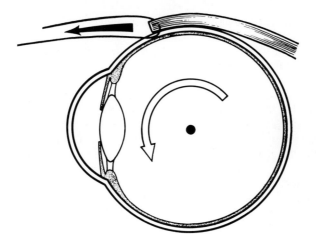

Abb. 65 Der durch den M. rectus superior gelegte Faden soll in erster Linie den Bulbus nach unten rotieren

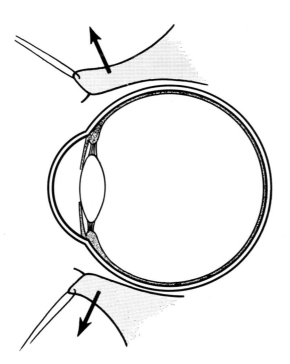

Abb. 66 Die Lidhaltenähte vermindern den Druck der Lider auf den Bulbus

wenig mit Flüssigkeit getränkt ist, verliert es alle Rigidität und alle Aggressivität für die Iris oder die vordere Linsenkapsel; es bleibt jedoch genügend steif, um die Iris so weit zurückzuschieben, daß die Kryode ungehindert auf die Linsenvorderfläche aufgesetzt werden kann. In gewissen Fällen, wenn die Iris besonders rigide ist und sich schlecht mit dem Schwämmchen beseite halten läßt, sollte man nicht andere Instrumente zu Hilfe nehmen, sondern folgern, daß es in diesen Falle notwendig ist, statt der geplanten peripheren Iridektomie eine totale anzulegen.

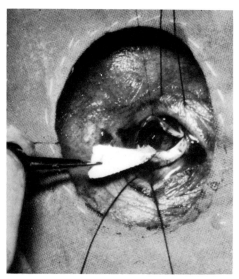 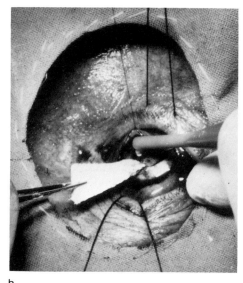

a	b

Abb. 67 Das synthetische Schwämmchen ist der beste Irisretraktor; in b sieht man den Eishof um die Kryode herum

1.1.2.5. Vorderkammerspülung

Manche Glaskörpervorfälle treten auf, wenn man die Vorderkammer spült, um Blutreste oder zuvor injiziertes Alphachymotrypsin zu entfernen. Dieser Mechanismus bedeutet einen Überdruck, welcher plötzlich nachläßt, wenn sich die Wundränder spreizen. Um diesen Zwischenfall zu vermeiden, muß man die Kochsalzlösung langsam und gleichmäßig injizieren und den korneinen Wundrand sehr leicht anheben, was es der Flüssigkeit ermöglicht, ohne vorherigen Überdruck abzufließen.

1.1.2.6. Eigentliche Linsenextraktion

Um *die Luxation der Linse nach hinten* in dem Augenblick zu verhindern, in welchem das Extraktionsinstrument auf die Vorderkapsel aufgesetzt wird, muß man jeden Druck vermeiden. Es wurde bereits gesagt, daß nur die Kryode ohne Druck aufgesetzt werden kann; das ist einer der Gründe für den routinemäßigen Einsatz der Kryoextraktion (Abb. 68).

Ebenfalls ist es dieser Technik zu verdanken, daß *ein Gegendruck heute überflüssig geworden ist;* denn die Kryoextraktion bringt ein derart festes Anfrieren der Linse, daß man diese ohne Gefahr für die Kapsel nach oben ziehen kann. Dies ist der zweite Grund, welcher für die Anwendung der Kryoextraktion spricht. Dennoch glauben wir nicht, daß diese Methode es rechtfertigt, kein Alphachymotrypsin zu gebrauchen. Dieses bei entsprechender Dosierung völlig ungefährliche Produkt befreit die Linse aus ihrem Halteapparat. Bei besonders fester Zonula riskiert man demnach nicht, daß der von der Kryode auf die Linse ausgeübte Zug auf die periphere Retina fortgeleitet wird. Darüber hinaus kann der Chirurg bei mancher besonders festen Zonula in Versuchung geraten, Gegendruck auszuüben, was eine potentielle Ursache für einen Glaskörperverlust bedeutet. Deshalb, um alle Chancen auf die Seite des Patienten zu bringen, sollte man nicht zögern, diese harmlose Geste der Instillation von Alphachymotrypsin vor der Kryoextraktion vorzunehmen.

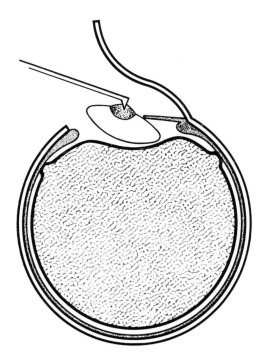

Abb. 68 Die Kryoextraktion macht jeden Gegendruck überflüssig

An die Möglichkeit einer hyaloideo-kapsulären Adhärenz muß gedacht werden: umso eher, je jünger der Patient ist. Dieser anatomische Zustand stellt ein besonderes Problem. Tatsächlich besteht bei der Kryoextraktion die Technik darin, die Linse über die Vorderfläche der Iris gleiten zu lassen: Die Methoden des Stürzens sind überflüssig geworden. Andererseits erlaubt dieses Gleitmanöver es nicht, die Hinterfläche der Linse zu beobachten, um zu sehen, ob eine hyaloideo-kapsuläre Adhärenz besteht oder nicht. Deshalb muß man bei der Befürchtung einer solchen Möglichkeit nach dem Gebrauch von Alphachymotrypsin zum Zerstören der Zonula die Kryode möglichst zentral auf die Mitte der Linse aufsetzen. Bei genügend tiefem Anfrieren läßt man die Linse in einer schrägen

Ebene von oben nach unten vorsichtig schaukeln, um ihre Hinterfläche ein wenig zu exponieren, indem man sie derartig anhebt, daß ihre Hinterfläche unten nicht auf den Glaskörper drückt (Abb. 69). Dann erkennt man, ob ein Wieger'sches Ligament besteht oder nicht, und kann dementsprechend handeln und es langsam zerstören. Es liegt demnach hier eindeutig ein besonderes Problem vor, welches an das Bestehen einer hyaloideo-kapsulären Adhärenz gebunden ist und dessen Nichtbeachtung und Verkennung zu einem Glaskörperverlust führen würde.

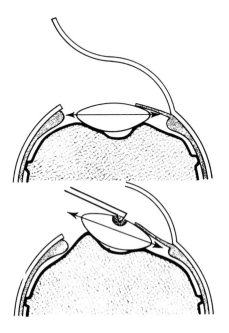

Abb. 69 Anheben und posterio-inferiore Neigung der Linse, um ihre Hinterfläche freizulegen und das Aussehen des Wieger'schen Ligaments zu erkunden

Es erscheint heutzutage nicht mehr wünschenswert, *Linsenmassen* und vor allem *Kapselreste in der Vorderkammer zurückzulassen.* Wenn eine derartige Komplikation eintritt, bemüht sich der Operateur im allgemeinen, den größten Anteil zu entfernen, und diese Manöver begünstigen die Ruptur der Mbr. hyaloidea anterior. Diese Möglichkeit ist bekannt, jedoch die Nachteile beim Belassen von Linsenresten in der Vorderkammer sind groß genug, um das Risiko in Kauf zu nehmen. Dennoch sollte es auf ein Minimum reduziert werden, was man unter Zuhilfenahme gewisser Handhabungen tun kann.

Das erste ist – immer wieder kommen wir darauf zurück – die systematische Anwendung des Alphachymotrypsins; es ist tatsächlich viel leichter und viel ungefährlicher, Kapselreste zu entfernen, wenn die Kapsel zuvor von der Zonula gelöst war.

Darüber hinaus muß man davon Abstand nehmen, ein Instrument in die Vorderkammer einzuführen; es ist sehr viel vorteilhafter, eine längere, gleichmäßige und vorsichtige Vorderkammerspülung mit einer Kanüle auf einer Spritze auszuführen. Nach und nach sieht man die Linsenmassen herauskommen, Schicht für Schicht, oft nach einer längeren Wirbelbildung in der Vorderkammer. Die Linsenkapsel selbst kann teilweise, manchmal sogar total entfernt werden. Wenn dennoch nach dem Ausspülen der Linsenmassen Kapselfragmente im Auge verbleiben, darf man eine Pinzette in die Vorderkammer einführen; es empfiehlt sich, in solchen Fällen das Operationsmikroskop zu benutzen, welches eine genaue Dosierung jeder Bewegung und ein exakteres Zugreifen ermöglicht. Es ist zudem wünschenswert, daß die Vorderkammer im Augenblick dieses Vorgehens mit Kochsalzlösung gefüllt sei, damit die Kapsel nicht direkt auf der Mbr. hyaloidea anterior liegt, sondern eines ihrer Anteile schwimmt und unter mikroskopischer Kontrolle von der Pinzette erfaßt werden kann. Unter gewissen Umständen, wenn sowohl Chirurg als auch der Gehilfe geschickte Operateure sind, kann es vorteilhaft sein, daß der eine die Kapselfragmente ergreift und der andere gleichzeitig physiologische Kochsalzlösung injiziert. Es wird von dem Versuch abgeraten, die Kapselfragmente mit einem Schwämmchen zu entfernen, weil dabei zu leicht die Mbr. hyaloidea gestreift wird.

1.1.2.7. Zusammenfallen der Bulbuswände

Diese Komplikation läßt sich bei sehr dünnen Skleren beobachten. Man fürchtet sie besonders bei pathologischer Lederhaut (Myopie, Buphthalmus, vorangehende Eingriffe). Außer einer perfekten Anästhesie (mit Vorliebe Allgemeinnarkose, denn diese senkt den Augendruck und vermindert den Muskeltonus) kann man vorteilhafterweise perilimbale Fixationsringe vom Typ Flieringa oder Legrand gebrauchen; es schien uns hingegen nicht absolut notwendig, an diesem Ring den Bulbus aufzuhängen: Allein die Tatsache, die Limbusregion zirkulär zu halten, reicht aus, ein Einsinken der Wände und das Entweichen von Glaskörper aus dem Bulbus zu verhindern.

1.1.2.8. Zusätzliche Nähte

Risse der Glaskörpergrenzmembran im Augenblick des Legens von zusätzlichen Nähten sind im Grunde eine Ausnahme und entstehen nur unter gänzlich ungeübten Händen. Dieser Zwischenfall kann dennoch dann auftreten, wenn ein Glaskörperprolaps und eine Einrollung beider korneo-skleralen Wundlefzen zusammentreffen; sehr viel eher konkretisiert sich das Rißrisiko unter dem Griff einer Pinzette, welche man zum Entfalten der Hornhaut ansetzt, als unter der Nadel selbst. Wiederum hat der Gebrauch des Operationsmikroskops die Dinge wesentlich erleichtert und die Gefahren vermindert.

1.1.2.9. Injektion in die Vorderkammer nach Schluß der Naht

Man muß sie dort anlegen, wo die Mbr. hyaloidea durch die Iris geschützt wird und darf die Iriskrause nicht überschreiten. Die vorangehende Injektion eines Miotikums zur Pupillenverengung ist eine weitere Vorsichtsmaßnahme.

1.1.2.10. Spontaner Glaskörperprolaps

Bei einem spontanen Glaskörpervorfall handelt es sich schon nicht mehr um ein Vorbeugen, sondern um seine unmittelbar einsetzende Behandlung. In der Tat sind unsere therapeutischen Mittel relativ begrenzt, zumal die Möglichkeit des direkten Glaskörperangehens beschränkt ist.

Gewöhnlich erfolgt der spontane Glaskörpervorfall progressiv und führt nicht unmittelbar zum Glaskörperverlust. Eines seiner ersten Anzeichen ist das fehlende Zusammensinken der Hornhaut unmittelbar nach ihrer Eröffnung; in anderen Fällen läßt sich dieses wohl beobachten, verschwindet aber sofort wieder, und man sieht den Bulbus zur alten Form zurückkehren, während sich die Vorderkammer abflacht. In einem weiteren Stadium und während der Vorbereitungen zur Linsenextraktion zeichnet sich ein Klaffen der beiden Wundlefzen ab; dies erregt die Aufmerksamkeit und man ergreift alle Vorsichtsmaßnahmen zur Vermeidung jeglichen Druckes auf das Auge; manchmal sieht man über der Inzision ein feines Pulsieren: den fortgeleiteten Puls der Aderhaut.

Angesichts eines spontanen Glaskörpervorfalls sollte man in erster Linie an die erste Phase einer expulsiven Blutung denken und sie fürchten, deren weitere Symptome im folgenden dargestellt werden sollen. Meistens bleibt die Furcht unbegründet, aber man soll den drängenden Glaskörper hintanhalten, bevor die Linse extrahiert wird, sonst tritt der Prolaps unweigerlich ein.

Die erste bereits genannte Maßnahme ist das Vermeiden jeglichen Druckes auf den Bulbus; man versichert sich, daß die Zügelnaht keinen solchen ausübt und vermeidet Klemmen, welche sie beschweren; die übrigen Vorkehrungen hängen von der Art der Betäubung ab.

In Allgemeinnarkose liegen die Dinge relativ einfach; hierbei entfällt die Furcht, augenblicklich einen Eingriff völlig beenden zu müssen, im Notfall sogar durch Verschluß der Wunde mit Hilfe der vorgelegten Nähte; ist dieses nicht notwendig, so begnügt man sich damit, letztere anzuziehen. Dann bittet man den Anästhesisten, sich zu vergewissern, daß die Betäubung auch tief genug sei; der nächste Handgriff ist es, ein Mittel zu injizieren, welches den intraokularen Druck senkt. Wir bleibem dem Hexamethonium treu, welches über eine wirklich beachtliche Wirksamkeit verfügt: Man sollte sich selbst davon überzeugen! Tatsächlich löst die intravenöse Injektion von einer Ampulle Hexamethonium zusammen mit einer Schräglagerung des Patienten um mindestens $15°$ in weniger als einer Minute eine geradezu spektakuläre Glaskörperschrumpfung aus; Versager sind bei dieser Methode die Ausnahme, es scheint zudem nicht, daß man diesem Produkt bisher besondere Gefäßkomplikationen vorwerfen konnte. Nach wie vor findet dieses Mittel wie in vielen anderen Kliniken auch in der Augenklinik des Hôtel-Dieu in Paris Verwendung. Dennoch stehen ihm zahlreiche Anästhesisten feindlich gegenüber und wissen damit nicht umzugehen. In diesem Fall bringt die intravenöse Injektion von einer Ampulle mit 500 mg Acetazolamid im Verlauf von einer Viertelstunde eine beachtliche Senkung des intraokularen Druckes. Der Chirurg muß also über so viel Geduld verfügen, daß er diese Zeit abwartet, bis der intraokulare Druck normal wird und der Glaskörper zurücksinkt, bevor er weiteroperiert.

In Lokalanästhesie liegen die Dinge viel komplizierter. Das Abwarten ist hierbei viel schwieriger, denn diese Patienten vertragen einen langwierigen Eingriff schlecht; weiterhin nimmt die Güte der Akinesie und der Anästhesie ab. Man muß deshalb manchmal zu schnellem Handeln fähig sein; in jedem Fall gibt man eine intravenöse Injektion mit Acetazolamid, um den Glaskörperdruck zu mindern, wenn man die Linse ohne dessen

Prolaps extrahieren will. Vor allem vollendet man die Extraktion so schnell wie möglich: Nachdem jeglicher Druck auf den Bulbus beseitigt ist, spannt der Assistent die durch beide Lider gezogenen Fäden nach oben und verhält sich ruhig; die Linse wird schnell gleitend entfernt, und man verschließt den Schnitt nach der Extraktion; in den meisten Fällen ist es möglich, die Linse unter diesen Vorkehrungen ohne Glaskörper zu extrahieren. Übrigens bietet sich folgendes Problem mit der Iris, sofern man anfangs eine periphere Iridektomie angelegt hat: Man kann sie wie angelegt erhalten oder sie vervollständigen. Beide Haltungen sind logisch, und man geht eine Art von Wette ein: Entweder glaubt man an das Auftreten eines Irisvorfalls und erweitert klugerweise vor der Extraktion die Iridektomie, oder im Gegensatz dazu hofft man, daß ein Glaskörpervorfall sowieso nicht eintritt; wahrscheinlich bildet die Erhaltung der Sphincter iridis ein zusätzliches Mittel zum Zurückhalten des Glaskörpers.

In jedem Fall, ob **bei allgemeiner oder in lokaler Anästhesie**, kann man auf eine andere Methode zurückkommen, welche darin besteht, durch eine Punktion in der Ora einen Teil der im Bulbus befindlichen Flüssigkeit abzusaugen. Dabei erscheint es zweckmäßig, eine möglichst grobe Nadel anzuwenden; um aber in einem kritischen Augenblick — nämlich bei anstehendem Glaskörper — jeden Druck auf das Auge zu vermeiden, faßt man die Sklera mit einer Pinzette, legt einen Schnitt in Höhe der Pars plana und taucht dann zu einer Glaskörperaspiration die Nadel in den Bulbus. Tatsächlich ist das, was man retrahiert, kein Glaskörper: Der Kanülendurchmesser würde seine Absaugung bei normaler Konsistenz kaum erlauben. Was man ansaugt, ist bereits weitgehend degenerierter und verflüssigter Glaskörper, also das Kammerwasser aus einer bereits bestehenden hinteren Glaskörperabhebung. Aus diesem Grunde sollte man die Nadel nach oben und hinten lenken in die Zone, in der sich meistens hintere Glaskörperabhebungen oder -verflüssigungen finden. Eine solche „Glaskörper"punktion kann von Nutzen sein, denn sie ermöglicht es, beträchtliche Hypotonien hervorzurufen, ohne Gefahr zu laufen, die Mbr. hyaloidea anterior zu sprengen. Es bleibt dennoch abzuwarten, ob das Einbringen der Nadel durch die Sklera selbst nach vorangehender Inzision nicht doch den andrängenden Glaskörper vorfallen läßt. Das geschilderte Verfahren kann nur angewendet werden, solange der Glaskörper noch droht und nicht bereits vorgefallen ist, wovon erst jetzt die Rede sein soll.

1.1.2.11. Glaskörperhernie ohne Riß der Mbr. hyaloidea

Es kommt vor, daß der Glaskörper unmittelbar nach einer Linsenextraktion „folgt". Aber diese Glaskörperhernie wird nicht von einer Ruptur der Mbr. hyaloidea anterior begleitet. Man erkennt eine sehr große Corpusperle zwischen den Wundrändern von Sklera und Hornhaut. Wahrscheinlich ist die Schmächtigkeit der Sklerawand die Ursache: Trotz Einhaltens aller gewöhnlichen Vorsichtsmaßnahmen fällt der Bulbus im Augenblick der Extraktion der Linse zusammen, als ob letztere ihn bis dahin gestützt hätte.

Man steht vor einer verwirrenden Situation. Wiederum muß es der erste Reflex des Assistenten sein, beide Lidhaltenähte zu spannen, um unmittelbar den Druck auf den Bulbus zu verringern. Oft genug reicht allein diese Geste, um den Glaskörper in den Bulbus zurückzubringen; häufig ist dieses Wiedereinfangen auch nur teilweise erfolgreich. In diesen Fällen ist die Anwendung des Hexamethoniums grundlegend interessant; es sei wiederholt, daß sich seine Wirksamkeit in weniger als einer Minute entfaltet: Man sieht den Glaskörper in einigen Sekunden spontan an seinen Platz zurückkehren. Wenn man das Hexamethonium nicht anwenden will, muß man auf außerordentlich sanfte und schleichende Weise den Glaskörper mit Hilfe der über ihn zurückgeklappten Hornhaut zurückdrängen, zu gleicher Zeit wird die Zügelnaht leicht angehoben, um die Inzision zu entspannen und das Zurückfallen der Hernie zu erleichtern.

Im Gegensatz dazu darf man absolut nicht an den korneo-skleralen Sicherheitsnähten ziehen; diese würden sich über der Mbr. hyaloidea anterior spannen und diese einschneiden: Niemals darf man versuchen, einen vorgefallenen Glaskörper ohne Riß der Mbr. hyaloidea anterior durch Zug an diesen vorgelegten Nähten zurückdrängen, denn dies ist das sicherste Mittel, die Membran zu zerstören. Die hintere Glaskörperpunktion, welche wir bereits erwähnt haben, läßt sich unter diesen Umständen auch nicht besser anwenden, denn eine leichte Vermehrung des Druckes auf den Bulbus würde zu einem Riß der Mbr. hyaloidea führen.

Wie dem auch sei, es gelingt meistens, den vorgefallenen Glaskörper zurückzubringen; dennoch beschränkt sich die Behandlung nicht allein darauf. In Wirklichkeit bleibt die Mbr. hyaloidea oft entweder an der Narbe oder den Rändern des Iriskoloboms hängen; man muß infolgedessen noch einige Augenblicke warten, bis der Glaskörperdrang sich beruhigt, Pilocarpin in die Vorderkammer geben und – wie weiter unten beschrieben – darüber wachen, daß in der Narbe kein Glaskörper eingeklemmt bleibt.

1.1.2.12. Folgerung

Wenn man sich Rechenschaft über alle prophylaktischen Maßnahmen bei einem Glaskörperprolaps im Verlauf einer Kataraktextraktion gibt, stellt man fest, daß fast alle Ursachen durch eine vollendete Technik und eine gewissenhafte Analyse der präoperativen Bedingungen vermieden werden können. Es bleibt allein das Problem der von uns „spontan" genannten Glaskörperverluste: Hier ist der Zwischenfall nicht vorherzusehen. Ungeachtet aller Vorsichtsmaßnahmen sieht man langsam den Glaskörper nach vorne „drängen"; es wurde aufgezeigt, was man dagegen tun kann, ohne allerdings in jedem Falle ein günstiges Ergebnis zu erzielen. Aber dies bedeutet, daß man die notwendigen Mittel stets in Reichweite haben sollte, um Gegenmaßnahmen zu ergreifen. Es heißt ebenfalls, daß man immer bereit sein soll, diese in kürzester Frist vorzunehmen, und zwar ohne Zaudern und in der Überzeugung, das Richtige zu tun. Zum Beispiel entscheidet man in wenigen Augenblicken, den Glaskörperraum zu punktieren; diese im Grunde einfache Handhabung kann sofort die Situation retten, wenn man nicht zögert, sie auszuführen.

Eine andere Folgerung aus diesem der Vorbeugung von Glaskörperprolapsen gewidmeten Kapitel ist es, daß der größte Teil ihrer Ursachen verschwindet, sobald man in Allgemeinnarkose operiert. Diese bedeutet eine absolute Unbeweglichkeit des Patienten, läßt dem Glaskörper Ruhe und erlaubt eine Verzögerungstaktik bei drohenden Komplikationen: Sie bedeutet eine Waffe, deren unvergleichbare Wirksamkeit es rechtfertigt, daß die Lokalanästhesie augenblicklich nur mehr einen Notbehelf darstellt.

Zusammenfassung

Die meisten Glaskörperprolapse lassen sich durch einfache Maßnahmen vermeiden; deren wirksamste ist die Narkose.

1.1.3. Behandlung der Glaskörperprolapse

Es sei wiederholt, daß es nicht eine, sondern viele Arten von Glaskörperprolaps gibt; es müßte demnach nicht eine, sondern viele Behandlungsmethoden geben, und zwar in Funktion der Beschaffenheit des Glaskörpers, der angewandten Betäubung und der Ursache des Glaskörperprolapses. In Wirklichkeit stehen sie einander nahe, denn sie werden von den gemeinsamen Prinzipien der Physio-Pathologie beherrscht (s. S. 52).

1.1.3.1. Rückblick über die Grundbegriffe

Jede Art von Glaskörperverlust wird durch Kammerwasser ersetzt, sofern die Naht genügend dicht ist; tatsächlich kann das Kammerwasser durch physiologische Kochsalzlösung ersetzt werden, welches man gegen Ende der Operation injiziert, um das Bulbusvolumen wiederherzustellen. Die Beispiele dafür sind zu zahlreich, sowohl bei der Linsenextraktion als auch bei anderen Augenoperationen (wie z. B. der Netzhautablösung), um diesen Mechanismus anzuzweifeln. Sobald die Naht dicht ist, erlaubt jedwede in den Glaskörperraum injizierte Flüssigkeit eine normale Vernarbung. Es sei daran erinnert, daß alle Aphaken ohne Ausnahme in einem manchmal sehr kurzen (einige Tage) und manchmal längeren Intervall, welcher selten ein Jahr übersteigt, eine hintere Glaskörperabhebung erleiden. Dieses zeigt deutlich, welch überflüssiges Gebilde der Glaskörper beim Aphaken darstellt. Es sei nochmals betont, daß die Menge des verlorenen Glaskörpers keine Rolle spielt: Das einzige Problem besteht darin, ob überhaupt ein Glaskörperprolaps stattgefunden hat oder nicht.

Dieser stellt eine seltene, aber ernsthaft schwere Komplikation dar, wenn er nicht korrekt behandelt wird. Die gravierenden Veränderungen bestehen hauptsächlich in der Entzündung der Vorderkammer, dem Glaukom durch Kammerwinkelblock, dem Auftreten von Glaskörpersträngen, welche Traktionen in die makuläre oder periphere Netzhautregion ausüben und in kornealen Läsionen durch Anlagerung von Glaskörper.

Da es sich um eine seltene Komplikation handelt, sollten alle geringeren Argumente gunsten eines einzigen Begriffes abgetan werden: Man muß dem Auge eine Sehfähigkeit erhalten, und zwar derart, daß man in den folgenden Monaten zu keiner Enukleation gezwungen wird, beispielsweise wegen des Auftretens von einem nicht beherrschbaren Sekundärglaukom. Es handelt sich nicht darum, Gesichtspunkte wie Blendungserscheinungen oder eine runde Pupille zu diskutieren, sondern darum, eine postoperative, oft auswegslose Komplikation zu vermeiden. Man soll nicht davor zurückschrecken, einen relativ großen Eingriff zur Beseitigung aller Probleme vorzunehmen, um spätere Sorgen zu vermeiden. Es gibt katastrophale Sparmaßnahmen, besonders hier beim Problem des Glaskörperprolapses.

Es ist demnach unnütz, in unseren Augen ein schwerer Fehler, eine runde Pupille bewahren zu wollen, wenn ein Glaskörperprolaps stattgefunden hat; das Fortbestehen des Sphinkter bedeutet sicher eine zusätzliche Ursache für Komplikationen von seiten der Iris. Es ist besser, eine totale Iridektomie anzulegen als zuzusehen, wie sich die Iris in den Kammerwinkel drängt und diesen völlig schließt. Es ist besser, bei 6 Uhr eine Sphinkterotomie anzulegen, als langsam ein Hochsteigen der Iris beobachten zu müssen.

Endlich möchten wir betonen, daß es viel leichter ist, den Glaskörper in die Wunde hineinzuklemmen (es reicht dazu aus, die „Sicherheitsfäden" anzuziehen), als ihn daraus zu entfernen: Und dennoch müßte einem auch das letztere gelingen.

84 Glaskörperchirurgie

Die Behandlung der intraoperativen Glaskörperverluste bei der Linsenextraktion ist relativ einfach. Einige Prinzipien sind zu befolgen, jedoch manche Verfahren sollten verboten werden; und diesen wollen wir uns zunächst zuwenden.

1.1.3.2. Was man nicht tun darf

Man darf sicherlich nicht überstürzt handeln: Die Mbr. hyaloidea ist zerstört, der Glaskörper heraus, und man kann ihn nicht einfangen. Mit Ausnahme der expulsiven Blutung hat der Chirurg Zeit; wir wissen, daß die Menge verlorenen Glaskörpers keine Rolle spielt.

Die zweite Sache, die man nicht tun darf, besteht darin, alle Glaskörperverluste in der gleichen Weise zu behandeln; eine jede muß unter Berücksichtigung zahlreicher Einzelheiten durchdacht und planmäßig angegangen werden.

Es ist vollständig überflüssig, von der Schwester gefrorenes Kochsalz zu verlangen; trotz aller Eile dieser noch so eifrigen Schwester kann das Kochsalz erst ankommen, wenn der Glaskörper bereits heraus ist. Sein Herausdrängen wird manchmal unterbrochen, wenn die ersten Tropfen der eiskalten Lösung fallen: Dies entspricht dem Augenblick, in welchem nach dem Verlust einer gewissen Glaskörpermenge sich dessen Erguß spontan legt. Der Gebrauch gekühlter Lösung beruht demnach auf einer Täuschung. Der einzige Vorteil seiner Anwendung besteht darin, daß man dem Glaskörper reichlich Zeit zum Fließen gibt ... was sehr wünschenswert ist; jedoch darf man sich in der Erwartung einer Wunderwirkung dieser Lösung nicht der unumgänglichen Maßnahmen enthalten.

Der traurigste Irrtum besteht darin, daß man die Nähte anzieht und sich damit begnügt (Abb. 70). Dennoch ist es diese Maßnahme, welche uns unsere großen Vorgänger gelehrt haben, welche noch mehr über die Menge verlorenen Glaskörpers als über die Ruptur der Mbr. hyaloidea entsetzt waren. Wie wir im Kapitel der Physio-Pathologie

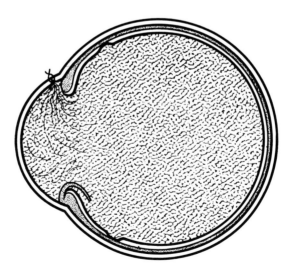

Abb. 70 Anziehen der Sicherheitsnähte: Der die Vorderkammer ausfüllende Glaskörper wird in die Narbe eingeklemmt

gesehen haben (s. S. 55), sollte man Operationsberichte, in denen sich der Chirurg dazu gratuliert, nur eine Perle Glaskörper verloren zu haben, nicht mehr finden; sie lassen daran denken, daß ein Zuziehen der Sicherheitsnähte der nächste Reflex war und daß sich die Behandlung des Glaskörperverlustes darauf beschränkte. Jedoch ist gerade diese Gebärde katastrophal, da sie die Ausgangssituation für alle weiteren Komplikationen bildet. Tatsächlich kann der in die Narbe eingeklemmte Glaskörper eine Quelle für eine äußere Fistel und eine Infektion der Vorderkammer bilden; Glaskörperstränge ziehen mechanisch die Iris nach vorne, die damit einhergehende Entzündung führt zum Verschluß des Kammerwinkels und zum absoluten Sekundärglaukom. Die Glaskörperstränge organisieren sich zudem immer straffer und führen eine Netzhautablösung herbei. In gewissen Fällen sind die Stränge weniger zahlreich, aber einer von ihnen richtet sich beispielsweise nach hinten, und infolgedessen tritt ein zystisches Makulaödem auf. Man sieht also die schwerwiegenden Folgen dieses reflektorischen Anziehens der Sicherheitsnähte bei einem Glaskörperprolaps. Diese Fäden sind nur da, um den endgültigen Schluß der Hornhautwunde zu erleichtern und die Handhabungen nach der Reinigung der Vorderkammer auf ein Minimum zu reduzieren. Zu Beginn des Glaskörperprolapses muß man die notwendige Menge herausströmen lassen, bis dieses Phänomen spontan aufhört.

Eine noch schwerwiegendere Maßnahme besteht darin, eine periphere Iridektomie nach dem Knüpfen der Fäden zu vervollständigen, indem man ein Tyrell-Häkchen in die Inzision einführt, den Sphinkter herauszieht und ihn außerhalb des Bulbus durchschneidet. Dieses Vorgehen verschlimmert den Verschluß des Kammerwinkels unter Einbezug der Wunde; in Wirklichkeit kommt zur Glaskörpereinklemmung manchmal eine solche der Iris hinzu; in jedem Fall wird die letztere vollständig mit Glaskörper benetzt und findet sich auch ohne Einklemmung in die Wunde gefährlich in den Kammerwinkel gedrängt und in die Nähe der Sklerawand gebracht. Damit finden sich alle Bedingungen für das Auftreten eines Sekundärglaukoms durch Kammerwinkelblock, und dessen Risiko ist schwerwiegend.

Man könnte noch andere Handhabungen anführen, die man tunlichst unterlassen sollte. Im Grunde bringen sie alle dieselbe Konsequenz: Sie lassen Glaskörper in der Vorderkammer. Nach einen Glaskörperverlust hat man außer bei der expulsiven Blutung nicht das Recht, die korneo-sklerale Wunde zu schließen, solange sich noch Glaskörper in der Vorderkammer befindet.

1.1.3.3. Was man tun soll

Es erscheint wünschenswert, alle verschiedenen Stufen des Vorgehens chronologisch zu beschreiben.

1.1.3.3.1. Jeden auf den Bulbus ausgeübten Druck vermeiden

Der erste Reflex besteht darin, alle Ursachen auszuschalten, die möglicherweise den intraokularen Druck steigern könnten. Der Assistent muß mit einer Hand die Klemmen mit den Lidhaltefäden ergreifen und sie derart ziehen, daß beide Lider weit vom Bulbus abgespreizt werden. Gleichzeitig wird die Klemme des durch den Ansatz des M. rectus superior gelegten Fadens entfernt (Abb. 71). Endlich muß noch jede andere Ursache für eine Drucksteigerung – sei sie noch so zufällig und dennoch manchmal für den Zwischenfall verantwortlich – ausgeschaltet werden. Hierauf, noch ohne sich Zeit zu lassen, muß man eine expulsive Blutung diagnostizieren.

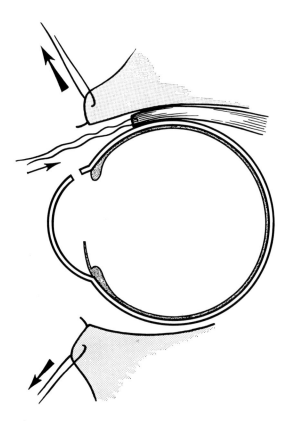

Abb. 71 Die erste Handlung besteht im Anspannen der Lidhaltefäden und dem Vermeiden einer Zugwirkung auf die Naht durch den Rectus superior

1.1.3.3.2. Eine expulsive Blutung erkennen

Die expulsive Blutung stellt den einzigen Fall dar, in welchem man nicht nur schnell, sondern überstürzt handeln muß, denn dieses ist die einzige Möglichkeit zur Vermeidung einer Katastrophe. Sie kündigt sich durch die geringfügigen, bereits oben beim spontanen Glaskörpervorfall beschriebenen Vorzeichen an: Trotz aller Vorsichtsmaßnahmen kann man das zunehmende Klaffen der korneo-skleralen Wundränder nicht verhindern, und das sogar schon vor der Linsenextraktion. In manchen Fällen tritt die Expulsion bereits vor der Linsenextraktion ein; plötzlich innerhalb einiger Sekunden öffnen sich die Wundränder und man sieht die Linse, den Glaskörper und danach alle Augenhäute herausdrängen. Diese überstürzten Formen bilden glücklicherweise die Ausnahme, aber die Komplikation tritt, wenn auch ein wenig langsamer, immer in derselben Weise ein.

Oft beginnt sie erst, nachdem die Linse entfernt worden ist; der Glaskörper folgt der letzteren und fließt andauernd ab; seltsamerweise jedoch, während für gewöhnlich einem

Glaskörperprolaps ein Zusammenfallen des Bulbus folgt, behält in diesem Falle der Augapfel seine Form. Man muß in erster Linie besonders auf das Pupillargebiet achten, in welchem der Ziliarkörper erscheint: Dies ist das pathognomonische Zeichen. In der Tat stülpt sich der durch die Hämorrhagie abgelöste Ziliarkörper in das Innere des Bulbus vor; infolgedessen sieht man den radiären Kranz der Ziliarfortsätze, zunächst relativ weit, aber immer näher an die Hornhaut heranrückend (Abb. 72). Hiernach gilt kein Zweifel mehr: man steht vor einer expulsiven Blutung und muß schnell handeln.

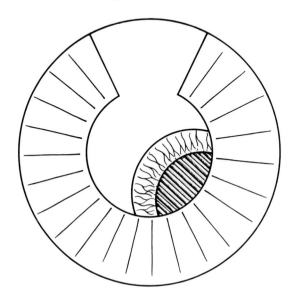

Abb. 72 Das Erscheinen der Ziliarfortsätze im Pupillarbereich ist das sicherste Anzeichen einer expulsiven Blutung

Man könnte versuchen, die Sicherheitsnähte zu spannen; in gewissen Fällen ist dieses möglich, vor allem, wenn die Entwicklung relativ langsam geht und wenn man frühzeitig die Diagnose stellt. Dazu muß es sich um feste Fäden handeln; hingegen macht die immer weiter verbreitete Anwendung der unbearbeiteten Seide den Versuch des Fadenknüpfens zu einer Illusion, vor allem, wenn sie von Glaskörper durchtränkt sind. Man muß der Güte seiner Fäden sicher sein, um diesen Weg einzuschlagen, und nicht unnützerweise Fäden zerreißen, welche etwas später die besten Dienste leisten können.

Tatsächlich besteht die beste Behandlung nicht im Wundverschluß, denn eine expulsive Blutung kann sowohl feine Nähte sprengen als auch die Sklera oder Kornea über festen Nähten ausreißen lassen; es geht darum, dem Blut einen Ausweg zu verschaffen, welches sich unter Druck im Auge ausbreitet. Hierfür legt man mit Hilfe des gerade in der Hand befindlichen Instrumentes eine oder mehrere Skleraentlastungen. Gewöhnlich nimmt man das Messer und soll nicht zögern, es senkrecht in die Sklera zu stechen, wenig hinter der Ora in dem Bereich, welcher der Aderhautablösung entspricht (Abb. 73). Dieser Handgriff ist tatsächlich ungefährlich, denn Ader- und Netzhaut liegen bereits weit von der Sklera entfernt; das Messer trifft die im Bulbus angesammelte Blutmasse:

Um diesem das Abfließen zu erleichtern, empfiehlt es sich, die Klinge um 90° zu drehen. Ein erster, manchmal lebhaft roter Blutschwall entquillt dem Auge und bringt eine kurze Atempause. Diese braucht man, um in der Sklera eine oder zwei andere bleibende und große Öffnungen anzubringen; hierfür greift man auf den Thermokauter zurück, den man bei jeder Linsenextraktion in der Nähe haben sollte. Man muß große Öffnungen von mindestens einem oder 2 mm Durchmesser schaffen; das Blut fließt regelmäßig ab, bis das für die Hämorrhagie verantwortliche Gefäß sich verschließt.

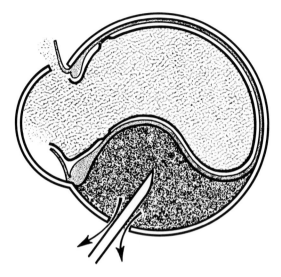

Abb. 73 Die Punktion des supra-chorioidalen Raumes mit dem Messer ermöglicht den Abfluß des Blutes, welches die intraokularen Membranen herausdrängt

Erst von dem Moment an, wo ein großer und freier Austrittsweg geschaffen ist, kann man darangehen, die korneo-sklerale Wunde zu schließen; in den günstigen Fällen mag der weitere postoperative Verlauf vorteilhaft ausgehen.

Wir haben drei expulsive Glaskörperhämorrhagien erlebt.

Bei dem ersten Fall, einem Patienten von 75 Jahren, trat die Blutung schnell auf, jedoch die einzig ergriffene Maßnahme war der Versuch, die korneo-sklerale Wunde durch die vorgelegten Nähte zu verschließen. Das Ergebnis war die vollständige Expulsion aller Augenhäute, ohne daß die Wunde überhaupt verschlossen werden konnte: Dies geschah erst in einer zweiten Sitzung am folgenden Morgen. Der Bulbus ist schließlich einer Phthisis erlegen.

Bei einem anderen Patienten trat die expulsive Blutung nach der Linsenextraktion ein; sie äußerte sich in Form eines regelmäßigen und relativ starken Glaskörperprolapses, welcher von einer Aderhautabhebung und einer solchen des Ziliarkörpers begleitet wurde. Beim Erscheinen des Ziliarkörpers im Pupillargebiet wurde im Hinblick auf das chorioidale Hämatom in Höhe der Ora eine Sklerotomie zunächst mit dem Messer, danach mit dem Thermokauter angelegt. Dank dieser Maßnahme war es möglich, die Nähte zu knüpfen. Am folgenden Tag sah man kein Pupillenleuchten, aber erkannte ein riesiges Aderhauthämatom. Am übernächsten Tag fand sich zur großen Überraschung des Operateurs ein klares Pupillenleuchten, und das Aderhauthämatom war verschwunden.

Dafür blieb ein großes subkonjunktivales Hämatom: Das Blut hatte sich unter die Tenon'sche Kapsel ergossen; der postoperative Verlauf gestaltete sich günstig. Hierbei handelt es sich um eine ausnahmsweise günstige Beobachtung, welche zeigt, in welchem Maße die Promptheit des Reflexes bei dieser Art der Komplikation eine Rolle spielt.

Der dritte Patient bot im gleichen Operationsstadium etwa dieselbe Symptomatik. Gleichartige Maßnahmen wurden ergriffen, und trotz zweier großer Sklerotomien, welche reichlich Blut abfließen ließen, war es nicht möglich, in brauchbarer Zeit die korneosklerale Wunde zu schließen: Glaskörperprolaps und danach Expulsion aller Augenhäute sind eingetreten. Es handelte sich hierbei um einen Fall, bei dem jede Hilfe zu spät kam, wahrscheinlich durch die Ruptur einer A. ciliaris longa posterior.

Vom Augenblick an, in welchem man die Gewißheit hat, daß der Prolaps nicht durch eine expulsive Blutung hervorgerufen wird, was glücklicherweise fast immer der Fall ist, folgt man einem genau vorgeschriebenen Verhaltensmuster.

1.1.3.3.3. Die Beschaffenheit des Glaskörpers analysieren

Der im Verlauf einer Linsenextraktion vorfallende Glaskörper gehört nicht immer demselben Typ an, und es ist wichtig, letzteren genau zu erkennen. *In einigen Fällen handelt es sich um normalen Glaskörper;* er ist glänzend, durchsichtig, zusammenhängend; er zieht Fäden und ist konsistent, wenn man ihn mit einer Pinzette zu fassen versucht; es handelt sich offensichtlich um ein noch strukturiertes Gebilde. *Im Gegensatz* dazu kommt es vor, daß dem Auge eine *Flüssigkeit entquillt, welche wie Wasser fließt:* Allein die Hypotonie des Bulbus und das faltige Aussehen der Sklera wecken die Aufmerksamkeit. Taucht man in diese Flüssigkeit entweder eine Pinzette oder ein Schwämmchen, erkennt man kaum die ursprüngliche viskose Beschaffenheit des normalen Glaskörpers; in diesen Fällen handelt es sich sicher um ein wässriges Corpus.

Zwischen diesen zwei Typen sind alle Zwischenstufen möglich. Man beobachtet oft einen Prolaps eines Glaskörpers gemischter Konsistenz: In einer ersten Phase erscheint eine noch strukturierte Substanz, welche bereits einen großen Teil ihrer Festigkeit verloren hat, danach fließt auf einmal Kammerwasser ab. Diese Fälle entsprechen den Augen, in denen bereits vor dem Eingriff eine hintere Glaskörperabhebung mit Kollaps eingetreten ist; der anfangs zutage getretene Glaskörper, noch konsistent, wenn auch bereits verändert, entspricht dem kollabierten retrolentalen Corpus; die in der zweiten Phase abfließende Flüssigkeit ist das hinter dem eigentlichen Glaskörper angesammelte Kammerwasser.

Es gibt noch eine andere Möglichkeit; bei einigen Patienten fließt nach der Linsenextraktion eine leicht klebrige Flüssigkeit ab, welche nicht die Eigenschaften des Glaskörpers zeigt; dieser Erguß endet spontan, und man erkennt deutlich in der Pupillarregion die Gegenwart des ursprünglichen Glaskörpers, der durch eine glänzende Mbr. hyaloidea begrenzt wird; die Ursache für diesen Verlust bleibt ungeklärt: möglicherweise entspricht diese klebrige Flüssigkeit den Resten des ursprünglichen Glaskörpers im Cloquet'schen Kanal, und ihr Austritt ist die Folge eines lokalisierten Risses der vorderen Glaskörpermembran, ohne daß allemal die Plicata tangiert sein muß. In physio-pathologischer Hinsicht ist das Erkennen dieser Art von „Glaskörper"-Verlust sehr bedeutsam, denn die aus dem Auge hervorgetretene Flüssigkeit hat nicht die typischen Eigenschaften desselben: Sie kann vor allem keine Stränge bilden; es muß bis auf eine Vorderkammerspülung keine chirurgische Maßnahme ergriffen werden.

90 Glaskörperchirurgie

1.1.3.3.4. Erkennen der Ursache

Von dem Augenblick an, in welchem jeder Druck auf den Bulbus vermieden ist und die Diagnose einer expulsiven Blutung ausscheidet, muß man andere Ursachen für den Glaskörpervorfall suchen, um sie auszuschalten. Wir wollen nicht auf diese vielfältigen Auslösungsmomente zurückkommen; im Grunde wissen wir, daß sie außer dem spontanen Glaskörpervorfall in der Mehrzahl der Fälle Folgen eines offensichtlichen chirurgischen oder parachirurgischen Fehlers etwa folgender Natur sind: Ungeschickte Bewegung des Assistenten, unzeitgemäße Bewegung des Patienten, Hustenanfall, unglückliches Erwachen aus der Allgemeinnarkose, Riß der Mbr. hyaloidea anterior unter dem Angriff irgendeines Instruments auf der Suche nach der Linsenkapsel, oder auch Riß dieser Membran dann, wenn man die Hinterfläche der Linsenkapsel zu lösen versucht. In allen diesen Fällen ist die Ursache eindeutig, und ihre Auswirkung auf den Glaskörper hört im allgemeinen mit ihr auf.

Eine Sonderstellung nimmt der *spontane Glaskörpervorfall* ein. In diesen Fällen muß man zunächst fürchten, daß der Glaskörperfluß nicht zum Stehen kommt; in der Tat erlaubt anfangs kein Kriterium, die expulsive Blutung vom spontanen Glaskörperprolaps zu unterscheiden, bei welch letzterem der Glaskörperfluß endlich spontan aufhört. Dennoch steht der Glaskörperfluß fast immer von selbst nach einer gewissen Zeit, sobald eine gewisse Menge aus dem Auge ausgetreten ist. Offensichtlich stellt sich dieses umso eher ein, als alle noch so geringen Pressionen auf die Bulbuswand unterdrückt werden; deshalb, dies sei wiederholt, muß der Assistent bei jedwedem Glaskörperverlust die Reflexbewegung haben, die Lidhaltefäden zu spannen. Weiterhin reicht es bei sehr dünnen Bulbuswänden aus, daß diese zusammenfallen und den Inhalt des Bulbus zusammendrücken; dann ist es nützlich, die Zügelnaht leicht anzuspannen: Auf diese Weise schafft man im Bulbusinneren erneut ein gewisses Volumen, was den Augeninnendruck mindert.

1.1.3.3.5. Die verschiedenen Operationsphasen genau einhalten

In allen Fällen und ohne Rücksicht auf die Ursache des Zwischenfalles steht der Glaskörper meist ziemlich schnell. Dann kann man die nächste Operationsstufe beginnen, welche alle Maßnahmen zur Vermeidung weiterer Komplikationen umfaßt.

Wenn man die expulsive Blutung ausnimmt, ist die Haltung bei einem Glaskörperprolaps fast immer dieselbe (Abb. 74). Sie umfaßt in unseren Augen 4 unerläßliche Handhabungen. Die erste ist, wie wir gesehen haben, aus dem Bulbus allen Glaskörper abfließen zu lassen, der „möchte". Die zweite, die Iridektomie zu vervollständigen, ungeachtet des initialen Typus, damit sich eine große segmentförmige und basale Iridektomie verwirkliche, kombiniert mit einer Sphinkterotomie bei 6 Uhr. Die dritte ist es, die Vorderkammer derart zu säubern, daß sich vor dem Irisdiaphragma kein Corpus mehr befinde. Die vierte endlich, das Bulbusvolumen durch eine besonders dichte Naht und durch Injektion von physiologischer Kochsalzlösung und einer Luftblase wiederherzustellen.

Diese Vorschläge sollen jetzt diskutiert werden, und wir hoffen, sie rechtfertigen zu können.

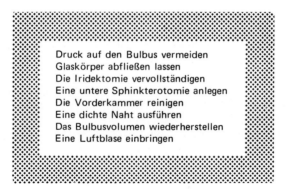

Abb. 74 Notwendige Maßnahmen bei Glaskörperverlust

Allen Glaskörper abfließen lassen, der „möchte". Die Entscheidung, soviel Glaskörper wie möglich abfließen zu lassen und ihm dabei womöglich noch zu helfen, ist wahrscheinlich der wichtigste Punkt der chirurgischen Therapie. Hier liegt der Kern des Problems.

Einerseits gibt es die physiologische Rolle des Glaskörpers im Auge; andererseits besteht die Gefahr, die man durch seine Gegenwart in der Vorderkammer läuft.

Die Rolle des Glaskörpers im Auge darf beileibe nicht unterschätzt werden, sowohl hinsichtlich des Stoffwechselaustausches als auch des Schutzes der Retina bei Bulbusbewegungen (s. Kapitel der Physiologie, S. 14). Wir wissen jedoch, daß bei allen Aphaken in sehr kurzer Zeit eine hintere Glaskörperabhebung mit Kollaps eintritt. Es handelt sich demnach nur um die Frage eines Aufschubes, und die Anstrengung, um jeden Preis ein wenig mehr Glaskörper zu erhalten, bietet keinerlei Vorteil und bringt im Endeffekt nichts. Der Glaskörper des Aphaken ist zum Sterben verurteilt, und man greift dem ein wenig vor, indem man ihn aus dem Auge abfließen läßt. Es gibt demnach keinen Grund, weder für den Stoffwechsel des Auges noch für die elastischen Eigenschaften des Glaskörpers, diese Struktur zu erhalten, welche in kurzer Zeit dem Verschwinden geweiht ist.

Desgleichen wissen wir, daß jeder veränderte Glaskörper degeneriert; demzufolge, wenn man sich überhaupt ein aphakes Auge ohne hintere Glaskörperabhebung mit Kollaps denken kann, genügt die Tatsache eines Glaskörperverlustes allein (welche das Glaskörpergerüst beträchtlich verändert), den größten Teil des verbleibenden Corpus zu verflüssigen.

Es ist möglich, daß die massiven Glaskörperverluste für eine gewisse Zahl von Netzhautkomplikationen verantwortlich sind. Man weiß nämlich (wie die Physio-Pathologie und die Anatomo-Pathologie gezeigt haben), daß ein plötzlicher Glaskörperprolaps in dem Ausmaße Netzhautrisse hervorrufen kann, in welchem zuvor Adhärenzen zwischen der Mbr. limitans interna der Retina und der Mbr. hyaloidea posterior bestanden. Man weiß auch, daß manche Glaskörperverluste von Makulaveränderungen gefolgt werden, und man hat erkannt, daß diese zystischen Makuladegenerationen in einigen Fällen die Folgen von Glaskörpertraktionen waren, welche von der Mbr. hyaloidea posterior in die Makula zogen. Deshalb haben manche Autoren die Haltung kritisiert, die darin besteht, daß man eine große Glaskörpermenge abfließen läßt, weil dieses ihrer Meinung nach das Auftreten einer zystischen Makuladegeneration fördern würde.

Tatsächlich haben zahlreiche seitdem angestellte Untersuchungen gezeigt, daß diese Degenerationen meistens bilateral auftraten und daß sie bei demselben Patienten an beiden Augen den gleichen Verlauf nahmen (wie einige Beobachtungen lehrten), während auf dem einen Auge ein Glaskörperprolaps eingetreten war und auf dem anderen nicht. Analoge Erhebungen haben ergeben, daß sich oft der gleiche Degenerationstyp ohne jeglichen intraoperativen Glaskörperverlust einstellte. Dies bedeutet nicht, daß ein solcher unerheblich sei, und es ist auch tatsächlich möglich, daß eine zystische Makuladegeneration durch die Spannung eines retino-vitrealen Stranges hervorgerufen wird, welcher im Makulabereich ansetzt. Es steht fest, daß der Chirurg in diesem Falle machtlos ist: Ob sich die Traktion im Augenblick des Glaskörperprolapses einstellt oder in demjenigen der hinteren Abhebung mit Kollaps: Das Ergebnis bleibt gleich (Abb. 75).

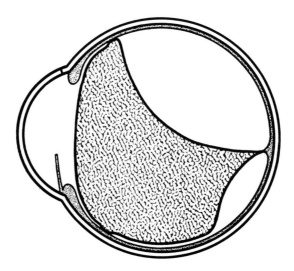

Abb. 75 Spannung eines in die Makula reichenden vitreo-retinalen Stranges. Der Zug ist derselbe, ob es sich um einen Glaskörperprolaps oder um eine hintere Glaskörperabhebung mit Kollaps handelt

Allenfalls ist die zystische Makuladegeneration viel seltener als die Komplikationen, welche durch die Gegenwart von Glaskörper in der Vorderkammer bedingt sind: Wenigstens unserer Meinung nach ist das makuläre Risiko nicht groß genug, um dasjenige aufzuwiegen, Glaskörper in der Vorderkammer zu belassen.

Der letzte Punkt, der im Falle eines massiven Glaskörperverlustes betrachtet werden muß, ist derjenige der Wiederherstellung des Bulbusvolumens; hier spricht wiederum die Physio-Pathologie ein klares Wort. Wir wissen tatsächlich (s. S. 58), daß von dem Augenblick an, wo eine Naht wirklich dicht ist, eine jede in den Bulbus injizierte Flüssigkeit diesem Tonus und Form zurückgeben kann, was eine normale Narbenbildung ermöglicht. Etwas später wird die physiologische Lösung schnell durch Kammerwasser ersetzt: So wird das Ergebnis demjenigen vergleichbar, welches sich aus der hinteren Glaskörperabhebung mit Kollaps unweigerlich ergibt. Die Dinge lassen sich noch eher vergleichen, als man annehmen möchte, denn nach einer gewissen Zeit bildet sich immer eine Mbr. neohyaloidea, deren Dichte dem Grad der Entzündung proportional ist, welcher der Linsenextraktion gefolgt ist.

Folglich ist die Menge des abgeflossenen Glaskörpers nicht von Bedeutung; sie bleibt ohne Folgen für das Auge, wenn eine dichte Naht gelegt und physiologische Kochsalzlösung injiziert wird. Wichtig ist die Tatsache, daß kein Glaskörper in der Vorderkammer bleibt. Die beste Art, dieses Ziel zu erreichen, besteht darin, daß ein guter Teil des Glaskörpers bereits abgeflossen ist; derart bleibt der Glaskörper dem Irisdiaphragma fern und Komplikationen sind vermieden. Die Vorsicht verlangt es jedoch, daß man auch auf die Iris angeht.

Behandlung der Iris. Eine der schwersten Komplikationen durch Glaskörper in der Vorderkammer stellen die Veränderungen der Iris dar. Diese kommen in zwei Typen vor: Kammerwinkelblock und Pupillenhochstand. Alle beide erwachsen aus demselben Mechanismus: Der Glaskörper überzieht die Iris, fixiert und deformiert sie durch Retraktion sekundärer Glaskörperstränge nach einer Entzündung.

Der Glaskörpervorfall tritt am oberen Teil des Bulbus ein, wo die Inzision erfolgt. Wenn eine Vorderkammertoilette unterbleibt, bilden die in die Wunde geklemmten Glaskörperstränge eine nach oben konkave Kurve, um die Bulbushöhle wieder zu erreichen. Die schlechtesten Bedingungen stellt man her, wenn man den Sphinkter nicht durchgetrennt hat: In diesem Fall wird nämlich die Iris in dem Maße stark nach oben gezogen, wie die unter dem Sphinkter hinweg ziehenden Glaskörperbögen sich retrahieren (Abb. 76). Die Iris wird langsam fortschreitend bei 12 Uhr in den Kammerwinkel gedrängt, und die entzündliche Reaktion der Vorderkammer ruft eine Synechie hervor; diese dehnt sich nach und nach vom einen oder anderen Punkt der ursprünglichen Synechie aus. Das Ergebnis ist die gefürchtete und katastrophale zirkuläre Goniosynechie.

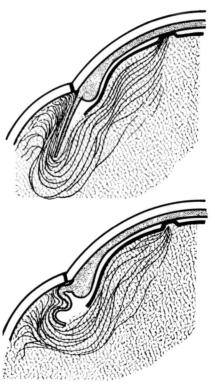

Abb. 76 Einklemmung der Iris in den Kammerwinkel bei fehlender Iridektomie

Man könnte augenblicklich versucht sein, nach Glaskörperverlust die periphere Iridektomie nicht zu vervollständigen, sobald genug abgeflossen und man absolut sicher ist, daß die Vorderkammertoilette tadellos ausgeführt wurde; tatsächlich haben mehrere Autoren diese Technik vorgeschlagen. Wir halten diese Haltung für verdammenswert. Denn im Grunde ist man niemals sicher, die Vorderkammer ausreichend gereinigt zu haben; trotz einer gewissen Übung in dieser Operationstechnik (ob es sich um Glaskörperverlust oder um Komplikationen durch Eindringen des Glaskörpers in die Vorderkammer handelt), und trotz der Anwendung des Mikroskops beenden wir ganz ausnahmsweise die Operation mit dem Gefühl, sicher allen Glaskörper aus der Vorderkammer entfernt zu haben; übrigens haben wir bei einigen Patienten nach dem Eingriff festgestellt, daß einige feine Glaskörperstränge in der Vorderkammer verblieben waren und sich entweder bei direkter Betrachtung mit der Spaltlampe oder bei der Gonioskopie erkennen ließen. Dabei bedarf es nur eines oder zweier in der Iris verfangener Stränge, um deren Fixation, fortschreitende Deformierung oder ihr totales Hochsteigen mit Verlegung des Kammerwinkels zu verursachen.

Wir halten es deshalb für unumgänglich, eine segmentförmige, große und basale Iridektomie anzulegen. Diese muß aus offensichtlichen Gründen basal sein: Man darf keinesfalls, wenn sich der Kammerwinkel infolge einer entzündlichen Reaktion über einigen Glaskörpersträngen zu schließen droht, an der Stelle, an welcher diese Stränge vorbeiziehen, auch nur ein schmales Irisband belassen, welches sich dann auf den Sklerasporn legen, den Kammerwinkel schließen und den Ansatzpunkt für eine ausgedehnte Goniosynechie bilden wird. Aus denselben anatomischen Gründen ist es notwendig, diese Iridektomie groß anzulegen, um die Region freizulassen, in welcher das Risiko vorbeiziehender Glaskörperfasern am größten ist.

Die basale, segmentförmige und große Iridektomie wird dreizeitig ausgeführt, und zwar indem man bei abgehobener Hornhaut die Iris mit einer Pinzette greift und sie gegen das Zentrum der Pupille zieht, um sicher zu gehen, daß der Schnitt basal ausfällt.

Die zweite durch Glaskörperverlust bedingte Irisveränderung ist ihr Hochsteigen; dieses ist selten geworden, denn die segmentförmige, totale Iridektomie ist heute bei fast allen Ophthalmologen im Falle eines Glaskörperverlustes systematisch üblich. Dennoch stellt es sich in einigen Fällen trotz einer totalen Iridektomie langsam ein, wenn die Reinigung der Vorderkammer unterblieben ist. Dieses Hochsteigen hat eine späte funktionelle Auswirkung, denn die Iris muß die Pupillarebene weit verlegen, bevor die Sehkraft verringert wird. Aber selbst bei weniger ausgeprägten Formen (ungeachtet des absolut unästhetischen Aussehens) entsteht ein Spannungszustand, der wahrscheinlich nicht ohne Auswirkung auf die Netzhaut bleibt.

Der Pupillenhochstand ist eine Folge der Traktion der Mbr. neohyaloidea auf den Pupillarsaum. Man hat tatsächlich gesehen, daß sich immer nach einem Glaskörperverlust eine solche ausbildet. In günstigen Fällen und nach adäquater Behandlung entsteht sie hinter dem Irisdiaphragma (Abb. 77a); hingegen in anderen Fällen, manchmal trotz einer wohl geführten Behandlung, inseriert die Mbr. neohyaloidea dort vor dem Irisdiaphragma, wo es noch vorhanden ist, und verlängert es vertikal, wo es fehlt (Abb. 77b). So bildet sich aus Iris und der Mbr. neohyaloidea eine frontale Grenzmembran; sie ist übrigens manchmal so dicht, daß sie eine Drucksteigerung infolge Pupillarblocks hervorruft.

Im Zentrum der Verbindung zwischen Mbr. neohyaloidea und Iris erkennt man oft einen bemerkenswerten biomikroskopischen Befund; es handelt sich um eine Verdichtung der neugebildeten Glaskörpergrenzmembran, welche eine Art weißlichen Wirbels bildet, der einen deutlichen Zug auf die zentralen Irisanteile ausübt. Wenn auch das Ausmaß des Pupillenhochstandes geringfügig bleibt, zeigt sich doch manchmal eine Beeinträchtigung der Sehschärfe.

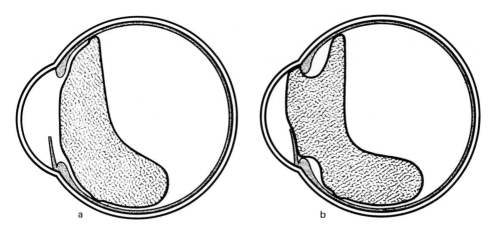

Abb. 77 Eine günstige (a) und eine ungünstige (b) Mbr. neohyaloidea

Dem Pupillenhochstand* muß durch eine Sphinkterotomie bei 6 Uhr vorgebeugt werden, welche darüber hinaus einen guten Einblick in die untere Netzhautperipherie erlaubt. Unter diesen beiden Gesichtspunkten zugleich: einem Pupillenhochstand zuvorzukommen und die Möglichkeit offen zu halten, die Netzhautperipherie beliebig einsehen zu können, halten wir es in der Befürchtung einer späteren Netzhautablösung für unerläßlich, die Sphinkterotomie zusätzlich zur Iridektomie vorzunehmen.

Sie wird unter direkter Sichtkontrolle ausgeführt; der Assistent hebt die Hornhaut durch Zug am Faden bei 12 Uhr an. Man führt in das Auge entweder die Vannas- oder die Pinzettenschere nach Wecker ein; der Assistent läßt dann die Hornhaut los, und man vergewissert sich, durch diese hindurchsehend, daß der Irisrand gut zwischen beiden Branchen liegt, dann führt man den Schnitt aus. Es ist nicht erforderlich, daß sie sehr tief sei; dieses ist sogar nicht einmal wünschenswert, denn man würde ein zu großes Kolobom erhalten. Dennoch ist es notwendig, die Regenbogenhaut deutlich einzuschneiden, was man leicht erreicht, indem man den Sphinkter 1/2 mm weit durchtrennt.

Säuberung der Vorderkammer. Diese hat als wichtigster Abschnitt des Eingriffes den Zweck, jegliche Glaskörperfaser aus der Vorderkammer zu entfernen. In einem ersten Stadium hat man eine beträchtliche Glaskörpermenge abfließen lassen: alles, was herauswollte. Danach erfolgte oben eine breite Iridektomie (derart, daß der Glaskörper sich dort nicht mehr anheften kann) und eine Spaltung des Sphincter iridis unten (um einem Pupillenhochstand vorzubeugen). Es bleibt übrig, allen in der Narbe anhaftenden und in der Vorderkammer befindlichen Glaskörper zu entfernen.

Zahlreiche Methoden wurden vorgeschlagen, um dieses Ziel zu erreichen. Es scheint, daß augenblicklich der Gebrauch kleiner Fragmente aus synthetischem Schwamm das einfachste sei. Diese Fragmente, die dem Bedarf des Chirurgen entsprechend zugeschnit-

---

* Anm. d. Übersetzers: „Hängemattenpupille"

ten werden, müssen vor Gebrauch in physiologische Kochsalzlösung getaucht und danach getrocknet werden: So hat man ein wirksames, aber nicht traumatisierendes Material zur Verfügung.

Das Schwämmchen wird über die Ränder der korneoskleralen Inzision geführt und berührt diese ganz sacht; wenn sich dort eine Glaskörperfaser befindet, heftet sie sich an das Schwämmchen, und man sieht sie sich zunehmend anspannen. Dann muß man in der Bewegung innehalten, sonst könnte die Glaskörperfaser abreißen; man zieht aus ihrer Adhärenz am Schwämmchen Nutzen, um sie mit einer feinen Pinzette zu ergreifen und mit der Wecker-Schere abzuschneiden. Die Handhabung dieser Sektion ist keine beliebige; man soll dabei die zwei Branchen der Schere gegen die Augenhöhle richten und sich bemühen, den Glaskörper so weit wie möglich innerhalb des Bulbus unter Vermeidung jeglicher Traktion abzuschneiden. Indem man nach und nach derart vorgeht, ruft man eine progressive Retraktion des Glaskörperrestes hervor; wenn man sicher ist, daß kein Glaskörper mehr im Schnittbereich verblieben ist, verfährt man in der gleichen Art in den beiden Schnittwinkeln.

Der nächste Arbeitsgang besteht darin, die Irisvorderfläche genauso zu behandeln, um sie vom Glaskörper zu befreien und es ihr zu ermöglichen, ihren Platz wieder einzunehmen. Denn tatsächlich wird ein Glaskörpervorfall von Veränderungen der Iristopographie begleitet: Im Augenblick, in welchem der Glaskörperfluß steht, fließt ein Teil des letzteren spontan in die Augenhöhle zurück und heftet sich an die Irisvorderfläche, welche von ihm „verschlungen" wird; man muß sie deshalb derart vom Glaskörper befreien, daß sie in eine frontale Ebene zurückkehrt und den Glaskörper nach vorn abgrenzt. Hier ist wiederum die Anwendung synthetischer Schwämmchen äußerst nützlich, denn ihre Weichheit und Glätte erlaubt es, die Iris nach und nach zu befreien, ohne sie zu verletzen.

Wenn das wiederholte Abstreifen von Sklera, Hornhaut, skleraler wie korneraler Wundlefzen, der beiden Wundwinkel und der Irisvorderfläche keine Glaskörperreste mehr auffinden läßt, ist die Säuberung der Vorderkammer beendet; man ist nunmehr berechtigt, die Wunde zu schließen.

Wiederherstellung des Bulbusvolumens. Die korneosklerale Wunde wird ohne besondere Maßnahmen versorgt, allerdings müssen die Nähte vollständig dicht sein; deshalb werden sie näher aneinander gesetzt als normalerweise. Ihre Anzahl unterscheidet sich je nach dem verwendeten Material, und man setzt im allgemeinen zweimal so viel Nähte mit jungfräulicher als mit schwarzer Seide. Sobald eine gewisse Anzahl von Suturen liegt, tut man gut daran, in die Vorderkammer 0,5% Pilocarpin in physiologischer Kochsalzlösung zu injizieren. Das Pilocarpin ermöglicht trotz der Sphinkterotomie eine nicht zu vernachlässigende Iriskontraktion, was gleichzeitig den verbliebenen Glaskörper nach hinten drängt und zur Wiederherstellung des Bulbusvolumens dient. Allerdings macht die Bekämpfung der zuweilen am Ende der Vorderkammerreinigung beobachteten stärkeren Hypotonie manchmal eine Injektion von physiologischer Kochsalzlösung notwendig; das Einbringen einer kleinen Luftblase gibt dem Bulbus seine Form zurück und ermöglicht eine gute Anlagerung der korneoskleralen Schnittwunde. Man weiß, daß diese Luftblase 7 mm Durchmesser nicht überschreiten darf, um einen Kammerwinkelblock zu vermeiden; man hält sich außerdem daran, daß sie sich unbedingt vor der Iris befinden muß: Wenn sie dahintergleitet, muß man sie wieder ansaugen und die Injektion in einer anderen, besseren Position wiederholen.

Das Einbringen einer Luftblase hat hauptsächlich das Ziel, Iris und Glaskörper von der Hornhaut und der korneoskleralen Wunde entfernt zu halten. Deshalb sollen die

Operierten vom Ende der Operation an nicht flach, sondern mittelhoch gelagert werden, damit sich die Luftblase eher unter die Operationswunde als gegen die unteren Hornhautteile anlagern kann.

Nach Wiederherstellung des Bulbusvolumens vervollständigt man den Wundverschluß und fügt soviele Einzelnähte hinzu, wie für eine dichte Narbe notwendig sind.

Durchtrennen möglicher verbliebener Glaskörperfasern in der Vorderkammer. Der Eingriff ist damit noch nicht beendet. Man muß den Wundverschluß derart vornehmen, daß man von temporalwärts in der Inzision eine Öffnung behält, durch welche man einen versilberten, gewinkelten Spatel einführt; dieser wird transversal zum nasalen Schnittende geführt und dann ohne Druck im nasalen horizontalen Meridian in den Kammerwinkel gebracht; dann wird der Spatel in einer regelmäßigen und sanften Bewegung langsam aus dem Auge zurückgezogen, indem man den Kammerwinkel der Länge nach vom horizontalen Meridian seines nasalen bis zum temporalen Ende abfährt (Abb. 78). Dieses Vorgehen, ein oder zweimal wiederholt, hat den Zweck, möglicherweise in die Wunde eingeklemmte Glaskörperstränge abzureißen, besonders diejenigen, die sich nach der Vorderkammerreinigung beim Legen der Nähte noch eingestellt haben. In dem Augenblick, in welchem man den Spatel herauszieht, wird die letzte vorgelegte Naht geknüpft.

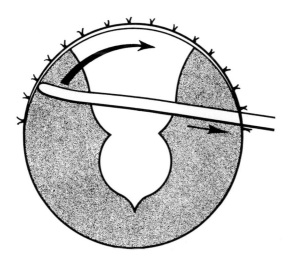

Abb. 78 Führen eines Silberspatels entlang des Kammerwinkels

Zur Ausführung dieser letzten Reinigung des Kammerwinkels sind andere Methoden vorgeschlagen worden. Eine unter ihnen besteht darin, daß man unten einen sklerokornealen Schnitt anlegt und einen Spatel durch diese Inzision führt. Wir sehen in diesem Vorgehen keinen Vorteil. Es erscheint nicht verständlich, warum es notwendig sein soll, einen zusätzlichen Schnitt zu schaffen, welcher selbst wieder die Ursache einer Irisanlagerung sein kann, während bereits eine breite Inzision besteht, durch welche mit sehr großer Leichtigkeit dasselbe Manöver ausgeführt werden kann. Der Glaskörperprolaps und die folgenden chirurgischen Maßnahmen sind bereits aggressiv genug, und es erscheint nicht notwendig, ein weiteres Trauma hinzuzufügen.

1.1.3.3.6. Den postoperativen Heilverlauf überwachen

Wenn der Eingriff gut beherrscht worden ist, bleiben die Operationsfolgen im allgemeinen nicht schwerwiegend, wenn auch die Überwachung besonderer Sorgfalt bedarf.

In den günstigsten Fällen tritt keine entzündliche Reaktion ein, die Vernarbung nimmt einen normalen Verlauf und eine Mbr. neohyaloidea bildet sich ziemlich schnell. Nach etwa 14 Tagen, sobald man ohne Gefahr ein Kammerwinkelglas auf das operierte Auge bringen kann, stellt man fest, daß die Narbe dicht und kein Glaskörperstrang in die Wunde eingeklemmt ist, daß der Kammerwinkel offen steht und daß eine Mbr. neohyaloidea den Glaskörperrest zurückhält.

In anderen, häufiger zu beobachtenden Fällen sieht man wohl auch dieses Ergebnis, aber um den Preis einer langwierigen entzündlichen Reaktion, in deren Verlauf Glaskörpertrübungen und manchmal Trübungen der Vorderkammer auftreten. Es besteht eine gemischte Injektion, und das Auge bleibt lange Zeit lichtempfindlich und tränend. Lokale (Dexa- oder Betamethason) und allgemeine Cortisongabe bilden die Grundbehandlung dieses Reizzustandes, der immer verschwindet. Das wichtigste während dieser Periode ist es, sich davon zu überzeugen, daß der Glaskörper sich nicht an die Hornhaut anlagert und der Augeninnendruck nicht ansteigt. Manchmal wird das Auge erst nach einigen Wochen wieder weiß, und gonioskopische Untersuchungen bestätigen die Güte des Heilergebnisses.

Wieder andere Fälle zeigen unabhängig vom Ausmaß des Reizzustandes aus anatomischer Sicht weniger gute Ergebnisse. Es kann eine dichte Mbr. neohyaloidea vorliegen oder eine Adhärenz zwischen dieser und der Iris; ein Teil des Glaskörpers, manchmal nur ein einfacher Strang, kann sich in die korneosklerale Wunde eingeklemmt finden. Diese Befunde machen gewöhnlich keine erneute Operation notwendig, aber erfordern eine besonders sorgfältige Überwachung der Netzhautperipherie.

In anderen Fällen endlich bleibt das Auge trotz einer anscheinend gut geführten Behandlung rot und gereizt. Es tritt ein Glaskörperprolaps ein und Komplikationen, deren wichtigste der Kammerwinkelblock ist, ja sogar gewisse Formen des Pupillarblocks können sich einstellen. Wir halten in diesen Fällen eine unzureichende Behandlung des Glaskörperverlustes für die Ursache. Tatsächlich sehen die beobachteten klinischen Bilder denjenigen seltsam ähnlich, welche man beobachten kann, wenn keine Vorderkammersäuberung erfolgt ist. Es ist wahrscheinlich, daß in diesen Fällen die Vitrektomie nicht ausreichend ausgeführt wurde und der Glaskörper sich während des Heilverlaufes trotz der Vorderkammerreinigung wieder an die Wundränder und die Iris angelagert hat. Dieses zeigt deutlich, daß man mit dem Glaskörper nicht geizen sollte, und wie wünschenswert es ist, soviel davon abfließen zu lassen, wie spontan möchte, und daß es sogar manchmal notwendig ist, den Prolaps zu unterstützen, wenn man meint, daß zuviel Corpus vitreum in der Kammer bleibt und die Gefahr seiner sekundären Anlagerung in die vorderen Abschnitte droht.

Ungeachtet der postoperativen Entwicklung, welche im allgemeinen nach den entsprechenden Maßnahmen fast immer gut ausgeht, bleibt die Gefahr von seiten der Netzhaut bestehen. Man muß also in den Wochen nach dem Eingriff die Netzhautperipherie mehrfach mit der größten Sorgfalt abspiegeln; mit Hilfe des Dreispiegelglases sucht man nach vorherbestehenden Netzhautläsionen, nach neugebildeten Glaskörpersträngen und vor allem nach einem Loch oder Riß. Ungeachtet der angetroffenen Anomalie sollte man wohl, wenigstens unserer Meinung nach, sehr großzügig mit der Indikation für eine prophylaktische Behandlung der Netzhautablösung sein: Ein Glaskörperprolaps hat manches Mal trotz jeglicher Gegenmaßnahmen die notwendige und ausreichende Voraussetzung zu dieser letzteren bedeutet.

1.1.3.3.7. Bedeutung des Operationsmikroskopes

Bei allen chirurgischen Problemen, die bisher besprochen wurden, fand das Operationsmikroskop kaum Erwähnung. Die Verbreitung seiner Anwendung ist noch nicht groß, und unter den Operateuren, welchen es zur Verfügung steht, benutzen es viele nicht zur Kataraktextraktion; andere gebrauchen es nur beim Legen der Nähte.

Wir möchten den Vorteil betonen, den man aus der Anwendung des Mikroskopes bei der Behandlung intraoperativer Glaskörperprolapse im Verlaufe der Kataraktextraktion zieht. Das Problem besteht darin zu wissen, in welchem Augenblick man nach ihm greifen soll; es ist ganz klar, daß in der akuten und dramatischen Periode des Glaskörperprolapses selbst das Mikroskop keine Hilfe bringt; im Augenblick des Beginns der Vorderkammertoilette erscheint sein Einsatz jedoch wünschenswert.

Dank seiner starken Vergrößerung sieht man die Glaskörperfasern mit viel größerer Präzision, wenn sie ans Schwämmchen angeheftet sind; man hat also die Möglichkeit, seine Bewegung vor dem Losreißen des zu sehr gespannten Glaskörperfadens anzuhalten. Das Mikroskop erlaubt es auch, verschiedene Strukturen des Glaskörpers auszumachen, welche man mit bloßem Auge schlecht sieht und welche zu extrahieren oder zu erkennen wichtig sind. Man muß immer die Insertionsstellen des Glaskörpers respektieren, da er so stark an der Retina haftet, daß man letztere einreißen würde, wenn man diese Adhärenz zerreißen wollte. Hingegen muß man die Glaskörperteile entfernen (retrahierte Mbr. hyaloidea anterior), welche unter dem korneoskleralen Schnitt verborgen sind und Gefahr laufen, sich im Kammerwinkel festzusetzen (Abb. 79). Man faßt dieses Glaskörperfragment mit einer Pinzette am nasalen Rand der Iridektomie und zieht es sachte zum temporalen Ende; dann sieht man einen Glaskörperschleier auftauchen, den man mit Schere oder Wecker-Schere der ganzen Iridektomie entlang an der Glaskörperbasis abtrennt.

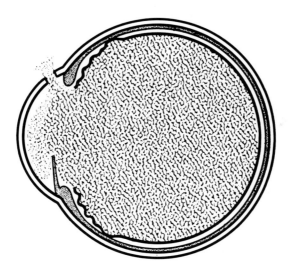

Abb. 79 Retrahierte Mbr. hyaloidea anterior, welche man resezieren soll

1.1.4. Folgerung

Am Schluß dieses Kapitels, welches den intraoperativen Glaskörperverlusten im Verlaufe einer Kataraktextraktion gewidmet ist, scheint es uns angebracht, einige Ratschläge herauszustellen.

Der Schweregrad eines Glaskörperverlustes ist nicht an die verlorene Glaskörpermenge gebunden, sondern daran, ob sich Glaskörper in die Wunde und die Vorderkammer eingeklemmt findet. Um sicher zu gehen, daß dieses nicht der Fall ist, muß eine größere Menge aus dem Auge abgeflossen sein, desgleichen soll man am Ende des Eingriffes mit einem Spatel die obere Zirkumferenz des Kammerwinkels abfahren, um möglicherweise verbliebene Glaskörperstränge durchzutrennen.

Um das Bulbusvolumen wiederherzustellen, vervielfältigt man die Zahl der Nähte, injiziert physiologische Kochsalzlösung und bringt eine mittelgroße Luftblase ein, welche die Narbe dichter werden läßt.

Veränderungen in der Lage der Iris führen zum Verschluß des Kammerwinkels durch zirkuläre Goniosynechie und Pupillenhochstand, und dieser letztere erschwert die Untersuchung des Augenhintergrundes, welcher doch zum Vorbeugen einer späteren Netzhautablösung so große Bedeutung zukommt; zwei Maßnahmen sind demnach unvermeidlich: Eine große, basale, totale Iridektomie und die Sphinkterotomie bei 6 Uhr.

Man überwacht während der Operationsnachbehandlung den Augeninnendruck, den Kammerwinkel und die Netzhaut. Die postoperative Überwachung zweier Augen, welche einen Glaskörperverlust erlitten haben, wobei deren eines eine ausgiebige vordere Vitrektomie mit Reinigung der Vorderkammer, und das andere einen überstürzten Verschluß der korneoskleralen Wunde erfahren hat, ist derart signifikant, daß heute keine Wahl zwischen beiden Methoden mehr bleiben dürfte. Man muß aus der Terminologie sogar den Ausdruck „Sicherheitsfaden" streichen: Es handelt sich dabei um einen Faden der falschen Sicherheit, der schwere Komplikationen herbeiführt, deren Ausgang der funktionelle oder anatomische Ausfall des Auges ist.

Zusammenfassung

Der Schweregrad des Glaskörperverlustes steht in keinem Zusammenhang mit seinem Ausmaß, wohl aber mit den Folgeerscheinungen des Verbleibens von Glaskörper in der Vorderkammer. Drei Maßnahmen sind unumgänglich: Große Vitrektomie, basale, totale Iridektomie mit Sphinkterotomie bei 6 Uhr und Wiederherstellung des Augenvolumens.

1.2. Kombinierte Eingriffe gegen grauen und grünen Star

Eingriffe mit dem Ziel, gleichzeitig eine Linsenextraktion vorzunehmen und eine antiglaukomatöse Fistel anzulegen, erfreuen sich augenblicklich einer völlig gerechtfertigten Gunst. Trotz gewisser Vorurteile gewinnt dieser Eingriff mehr und mehr an Terrain, seit fortlaufende statistische Analysen die unbestrittenen Vorteile gegenüber den zwei aufeinander folgenden Operationen: antiglaukomatöse Fistel und danach Linsenextraktion gezeigt haben.

Man kennt zahlreiche Typen der kombinierten Operation, fast so viele wie deren ausübende Chirurgen. Es ist in der Tat bequem, der Linsenextraktion eine filtrierende Operation vom Typ *Scheie* anzufügen, eine Trepanation nach *Elliot,* eine Kauterisation nach *Lagrange* ab externo oder gar die Einklemmung eines oder zweier Irisschenkel. Die Ergebnisse bezüglich der Druckregulierung lassen sich mit denen vergleichen, welche mit Hilfe der einfachen fistulierenden Operationen erhalten werden; aber der beträchtliche

Vorteil besteht darin, daß man gleichzeitig die Linsenextraktion vornimmt. Man halte sich die Ersparnis einer Operation für den Patienten vor Augen, und man vermeidet das Risiko, eine Fistel sich bei der folgenden Linsenextraktion schließen zu sehen, wie das nach den optimistischsten Statistiken mindestens bei 50% der Fälle vorkommt. Trotz allem bleibt die Tatsache bestehen, daß dieser Eingriff eine tadellose Technik und eine gewisse Perfektion in ihrem Ablauf verlangt; das betont, wie sehr das Auftreten eines Glaskörperprolapses hierbei Probleme aufwirft.

Im Grunde gilt die klassische Feststellung, daß die Gegenwart von Glaskörper in der Vorderkammer einen Faktor des Versagens darstellt, wenn man eine filtrierende Narbe herstellen möchte. Welche Haltung muß man demnach einnehmen, wenn die Linsenextraktion durch einen Riß der Mbr. hyaloidea anterior und einen Glaskörpervorfall gefolgt, begleitet oder sogar eingeleitet wird? Diese Entscheidungen sind von dem Ausgangszustand des Auges abhängig.

In gewissen Fällen besteht eine chronische, mäßige Hypertonie, welche durch die medikamentöse Behandlung ausgeglichen wird, aber es tritt eine Katarakt hinzu; die Operationsindikation geht also von der Linse aus. Zwei Haltungen sind hier möglich; entweder extrahiert man einfach die Linse in der Hoffnung, daß die medikamentöse Behandlung nachher genauso wirksam sein wird wie vor dem Eingriff; oder, wenn dem nichts entgegensteht, zieht man gewissermaßen aus der Linsenextraktion Nutzen zum Anlegen einer antiglaukomatösen Fistel. Wenn der Glaskörpervorfall in einem solchen Terrain auftritt, erscheint es uns klug, das zusätzliche Risiko des Anlegens der Fistel nicht auf sich zu nehmen, sondern sich im Gegenteil mit der einfachen Extraktion zu begnügen, gleichzeitig eine große basale und segmentale Iridektomie anzulegen, eine exzellente Vorderkammertoilette oder sogar eine reichliche Vitrektomie vorzunehmen. Im postoperativen Heilverlauf wird sich eine Erhöhung des Augeninnendruckes wieder einstellen, wenn sie vor dem Eingriff bestand: Aber nach einer korrekt ausgeführten Glaskörpertoilette wird der Abflußwiderstand nicht höher als vorher sein, und die gleiche medikamentöse Therapie kann den Augeninnendruck nach der Operation wieder genauso ausgleichen, wie sie es davor getan hat.

In anderen Fällen wird im Gegensatz dazu die Indikation des kombinierten Eingriffes dadurch bestimmt, daß der Augendruck durch die medikamentöse Therapie schlecht reguliert ist, oder daß trotz stabiler Druckverhältnisse ein Gesichtsfeldausfall eingetreten ist; bei diesen Patienten geht die Indikationsstellung nicht vom Zustand der Linse aus, sondern vom evolutiven Charakter des Glaukoms. Man extrahiert die Linse gleichzeitig, weil eine Katarakt besteht; diese befindet sich manchmal erst in den Anfangsstadien, aber sie vervollständigt sich fast immer in kurzer Frist nach dem Anlegen einer antiglaukomatösen Fistel. Bei diesen Patienten, von denen man weiß, daß die medikamentöse Behandlung nicht in der Lage ist, weder Druck noch Gesichtsfeld zu erhalten, muß man unter allen Umständen die vorgesehene Intervention ausführen und eine antiglaukomatöse Fistel zusammen mit einer Linsenextraktion vornehmen. Wenn hier ein Glaskörperverlust eintritt, bestehen die Erfolgschancen in der Güte der Reinigung der Vorderkammer. Hier steht mehr denn je die Nützlichkeit des Operationsmikroskops im Vordergrund, denn man muß jedes Glaskörperteilchen aus der Narbe und von der Iris abziehen. In der Tat soll man sich ungeachtet der Art des Filters versichern, daß letzteres in keinem Falle durch ein Glaskörperfäserchen verlegt werde. Wenn man übrigens die Einklemmung eines Irisschenkels, welcher unsere Vorliebe gilt, ausnimmt, stellt sich bei allen anderen Techniken das Problem der Iris. Wir halten es in allen Fällen *(Scheie, Elliot)* für nützlich, die periphere Iridektomie in eine große segmentförmige basale umzuwandeln und bei 6 Uhr eine Sphinkterotomie anzulegen. Die Erfahrung belegt, daß die Ergebnisse sehr gut sein können, wenn man genügend Glaskörper aus dem Bulbus entfernt hat; man muß nicht nur den Glaskörper abfließen lassen, sondern zudem nicht zögern, noch mehr davon herauszunehmen, wenn man den Eindruck hat, daß immer noch zu viel im Auge verblieben ist: Derart erhält man eine funktionstüchtige antiglaukomatöse Fistel trotz fehlenden Irisdiaphragmas und der Anwesenheit des Glaskörpers; letzterer wird später durch die Mbr. neohyaloidea gestützt.

So stellt das Vorkommen eines Glaskörperprolapses im Verlauf einer Linsenextraktion zugleich mit dem Anlegen einer antiglaukomatösen Fistel, ungeachtet welcher Art, eine ernsthafte Komplikation und eine unbestreitbare Sorgenquelle dar. Wie bei der einfachen Linsenextraktion sollte man die Dinge nicht dramatisieren, sondern sich Zeit nehmen, eine ausgedehnte Vitrektomie anlegen, eine vollständige Reinigung der Vorderkammer und auch der Iris besonders dann erzielen, wenn man einen Schenkel einklemmen will; man sollte zudem nicht zögern, die Technik der antiglaukomatösen Fistel etwas zu verändern, indem man in jedem Falle eine große totale Iridektomie und eine Sphinkterotomie bei 6 Uhr anlegt, dann die Narbe schließt und am Ende des Eingriffs eine Luftblase einbringt.

Das Durchgehen unserer Aufzeichnungen hat uns gezeigt, daß Glaskörperverluste von dem Augenblick an folgenlos blieben, als sie korrekt behandelt wurden. Beispielshalber möchten wir drei typische Beobachtungen schildern.

Die erste, relativ alte *Krankengeschichte* ist diejenige eines Patienten mit einem Glaukom, welches nach dem Gesichtsfeldzerfall zu urteilen nicht reguliert erschien und trotz medikamentöser Behandlung fortschritt, bei welchem die Indikation eines kombinierten Eingriffs aufgrund des Vorliegens von Linsentrübungen gestellt wurde, durch welche sich die Sehschärfe auf 3/20 gemindert fand. Die Linsenextraktion, welche wegen des Allgemeinzustandes des Patienten in Lokalanästhesie erfolgte, hatte einen mäßigen Glaskörperverlust durch einen Lidschlag des Patienten im Gefolge. Die Behandlung bestand in einer Resektion des Irisschenkels, welcher anfänglich zur Enkleisis präpariert worden war, und im Wundschluß. Die Operationsfolgen waren katastrophal: In der Tat bedingte das Fehlen einer Enkleisis des Irisschenkels, daß nichts an der tonometrischen Situation des Auges verändert wurde, und im weiteren Verlauf hat sich eine dauernde Drucksteigerung bei dem chronischen Glaukom eingestellt. Übrigens umschloß der in der Vorderkammer liegende Glaskörper die Iris fest und rief unter entzündlichen Reaktionen einen fortschreitenden Kammerwinkelverschluß hervor: Derart pfropfte sich auf das chronische Weitwinkelglaukom ein sekundäres durch Kammerwinkelblock auf. Dieses Auge entwickelte ein absolutes Glaukom mit anschließend notwendiger Enukleation.

Die nächste Beobachtung betrifft eine Frau, bei welcher ein chronisches Weitwinkelglaukom bestand, dessen Druck sich unter Tropfen reguliert fand. Im Verlaufe der Entwicklung ist eine Katarakt mit einer ausreichenden Sehverschlechterung zur Rechtfertigung einer Operation aufgetreten; der Entschluß zum Eingriff wurde demnach in Anbetracht des Linsenbefundes und nicht wegen des Glaukoms gefaßt. Es war vorgesehen, eine fistulierende Operation anzulegen, um die Patientin von der Pflicht des Tropfens zu befreien. Der Eingriff wurde in Allgemeinnarkose vorgenommen, aber eine ungestüme Bewegung ließ eine Glaskörperperle nach Riß der Mbr. hyaloidea anterior im Anschluß an die Linsenextraktion austreten. Der Glaskörperprolaps stand augenblicklich, da die Ursache zufällig und vorübergehend war. Eine korrekte Vorderkammerreinigung wurde unternommen und, um das Risiko auf ein Minimum zu beschränken, wurde beschlossen, statt der kombinierten Operation eine einfache Linsenextraktion mit großer und basaler Iridektomie vorzunehmen (die man erhielt, indem man den zur Enkleisis vorgesehenen Irisschenkel resezierte). Der Heilverlauf war sehr einfach; nach einiger Zeit ist eine mäßige okuläre Hypertonie eingetreten, welche sich durch medikamentöse Therapie vollständig beherrschen ließ, der Kammerwinkel blieb übrigens offen.

Die dritte Beobachtung betrifft eine Frau, bei welcher der Eingriff durch ein Glaukom mit fortschreitendem Gesichtsfeldzerfall notwendig wurde, welcher jeder medikamentösen Behandlung trotzte. Es bestand darüber hinaus eine optisch wenig störende Katarakt bei einer Sehschärfe von 5/10; aber die Aussicht, die Trübung in den der glaukomatösen Fistel folgenden Monaten oder nur Wochen fortschreiten zu sehen, führte zur Indikation einer kombinierten Operation. Diese verlief ohne Zwischenfall bis zur Linsenextraktion, welcher sich ein Glaskörperprolaps anschloß, der durch eine brüske Bewegung des Assistenten beim Zurückklappen der Hornhaut ausgelöst wurde. Das Bestehen eines chronischen Weitwinkelglaukoms, das auf keine medikamentöse Behandlung ansprach, hielt den Entschluß, um jeden Preis eine glaukomatöse Fistel anzulegen, aufrecht. Es wurde demnach eine Sphinkterotomie angelegt und eine sehr sorgfältige Säuberung der Vorderkammer und der Iris vorgenommen. Der Reinigung mit dem Schwämmchen unter Zuhilfenahme des Operationsmikroskops ging ein willkürlicher Druck auf die Bulbuswand voraus, mäßig, aber deutlich, so daß eine große Menge Glaskörper aus dem Auge floß. Die Vorderkammertoilette erfolgte danach unter guten Voraussetzungen, und man erzielte ein vollständiges Verschwinden des Glaskörpers vor dem Irisdiaphragma. Der Irisschenkel wurde mit der gewohnten Technik eingeklemmt und der Eingriff durch subkonjunktivale Injektion einer beträchtlichen Menge von Kortikosteroiden zum Schutze der Iris beendet. Der postoperative Verlauf war vielleicht auch unter dem Einfluß der generell gegebenen Kortikosteroide einfach und die Fistel funktionierte; es trat keinerlei Komplikation ein, und der Druck dieses Auges ist augenblicklich nach mehreren Jahren stabilisiert; das gleiche gilt für das Gesichtsfeld.

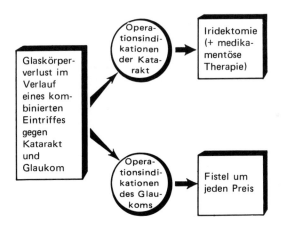

Abb. 80 Verhalten angesichts eines Glaskörperprolapses im Verlauf einer kombinierten Operation: Katarakt – Glaukom

Folglich sieht man, wie schwierig es ist, beim Glaskörperprolaps in einer kombinierten Katarakt- und Glaukom-Operation einen Ausweg zu finden. Es ist unvermeidlich, daß man sich vor der Operation exakt die Indikationen, seien es Linsentrübung oder Augeninnendrucksteigerung, ins Gedächtnis zurückruft, welche bei der Auswahl der Methode bestimmend waren (Abb. 80). Es ist zudem nützlich, daß man vor dem Eingriff überlegt, was man im Falle eines Glaskörperprolapses tun würde; es erscheint sogar angebracht, diese chirurgische Überlegung im Krankenblatt vor der Operation zu vermerken; unserer Meinung nach ist dies die einzige Möglichkeit, eine fehlerhafte Gedankenfolgerung zu vermeiden.

Infolge mangelhafter Übung und fehlender Unterlagen haben wir das Problem eines Glaskörperprolapses bei einer mit Trabekulotomie kombinierten Linsenextraktion absichtlich ausgelassen.

Zusammenfassung

Der Glaskörperverlust im Verlauf einer mit antiglaukomatösem Eingriff verbundenen Kataraktextraktion bedarf lediglich einer einfachen Iridektomie, wenn das Glaukom vor dem Eingriff medikamentös eingestellt war, aber verpflichtet zum Anlegen einer wirksamen Fistel, wenn sich das Glaukom nicht reguliert fand.

1.3. Katarakt-Extraktion bei bestehender antiglaukomatöser Fistel

Die einzuschlagende Haltung unterscheidet sich wenig von der im Vorangehenden beschriebenen, denn das Problem ist identisch: allen Glaskörper vor dem Irisdiaphragma entfernen. Die chirurgischen Maßnahmen sind demnach dieselben: die Iridektomie vervollständigen (um darüber hinaus die innere Fistelöffnung gut zu befreien); eine Sphinkterotomie bei 6 Uhr anlegen; den Glaskörper sehr weit resezieren, besonders oben bis zur Basis; das Bulbusvolumen durch eine Injektion von physiologischer Kochsalzlösung wiederherstellen; eine Luftblase einbringen, welche den Glaskörper zurückhält und gleichzeitig die Naht dichter werden läßt.

Es scheint nicht notwendig, durch klinische Beispiele die verschiedenen Verläufe aufzuzeigen, welche man nach einer mutigen Vitrektomie oder nach dem Unterlassen einer solchen antrifft. Im ersteren Falle ist der postoperative Heilverlauf meistens einfach, und man kann sich dessen (bis auf die Hypothek von seiten der Netzhaut) bald vergewissern: Der Kammerwinkel bleibt offen, das Kissen filtriert und der Druck ist normal; oft stützt eine Mbr. neohyaloidea das, was von dem Glaskörper hinter der Iris verblieben ist. Im anderen Fall, wenn sich noch Glaskörper in der Vorderkammer befindet, wird die Katastrophe unabwendbar: Er verstopft die Fistel, verschließt den Kammerwinkel und haftet an der korneoskleralen Narbe. Man sieht, wie sich gleichzeitig eine schwere Hypertonie und ein Hornhautödem aus gemischter Ursache bilden. Eine einzige Behandlung muß vorgenommen werden, und zwar so schnell wie möglich: Die Wiederöffnung der Narbe mit großer Vitrektomie, welche die einzige Chance zur Erhaltung eines solchen Auges bildet.

Zusammenfassung

Der Glaskörperprolaps bei der Linsenextraktion nach bestehender antiglaukomatöser Fistel muß durch ausgiebige Vitrektomie und vollständige Säuberung der Vorderkammer behandelt werden. Es erscheint unerläßlich, eine funktionierende Fistel zu erhalten.

1.4. Antiglaukomatöse Eingriffe

Das Erscheinen von Glaskörper in der Vorderkammer im Verlauf einer antiglaukomatösen Operation stellt verschiedene schwierige Probleme. Tatsächlich sind ohne Übertreibung die chirurgischen Möglichkeiten viel größer, wenn ein Glaskörperprolaps im Verlaufe einer Kataraktoperation auftritt oder bei einer kombinierten Katarakt- und Glaukomoperation. Im Falle eines antiglaukomatösen Eingriffs ist das Operationsfeld sehr begrenzt, denn die Inzision ist eng, und es ist unmöglich, auf diesem Weg etwas zu unternehmen, ohne Katastrophen auszulösen.

Überdies zeigt die Gegenwart von Glaskörper bei am Ort befindlicher Linse, daß zumindest ein Teil der Zonula zerstört ist; in Wirklichkeit besteht also eine Subluxation der Linse, was für das bereits hypertone Auge eine schlechte Prognose bedeutet. Man sieht, wie unbequem jede Entscheidung wird; diese kann allerdings dann erleichtert werden, wenn man die Ursache der Glaskörperkomplikation erkennt; die Gründe, welche im Verlauf einer antiglaukomatösen Operation Glaskörper in der Vorderkammer auftreten lassen, sind in der Tat vielseitig.

1.4.1. Ursachen des Glaskörperprolapses

Die erste ist die vorherbestehende Subluxation der Linse; wegen der therapeutischen Miosis kann sie unbemerkt bleiben. In dem Augenblick, in welchem die Vorderkammer geöffnet und die Iridektomie angelegt wird, stellt sich nichts mehr dem entgegen, daß der bereits hinter der Iris befindliche Glaskörper in die Vorderkammer gleitet. Also nicht der operative Eingriff, sondern der vorherbestehende anatomische* Zustand ist für den Glaskörperprolaps verantwortlich. Trotz allem muß man darauf bestehen, daß derartige Überraschungen heute nicht mehr vorkommen dürfen; wenn die Iridodonesis wirklich schwierig zu beobachten ist, auch wenn die Iris wegen der Miosis rigide ist, zeigt die einfache biomikroskopische Beobachtung der Vorderkammer oder die Gonioskopie deutlich die unregelmäßige Tiefe eines Sektors im Vergleich zum gegenüberliegenden. Diese Feststellung kann auch durch Ultraschall bestätigt werden, welcher die Lageasymmetrie des vorderen Linsenechos darstellt. Dabei muß man einen Defekt der Zonulafasern und das Vorhandensein von Glaskörper hinter der Iris vermuten.

Der zweite Grund ist eine Ruptur der Zonulafasern im Verlauf der Operation. Diese Komplikation kann eintreten, wenn man an Augen mit zu sehr erhöhtem Binnendruck operiert: Dies ließ sich also vor allem in früheren Zeiten beobachten, als den Ophthalmologen noch nicht die uns heute zur Verfügung stehenden medikamentösen Mittel zur Verfügung standen, um den Augeninnendruck beinahe auf die gewünschte Höhe zu senken. Die plötzliche Dekompression des Bulbus bewirkte eine Protrusion der gesamten Glaskörpermasse, welche die Linse aus einem Teil ihres Aufhängeapparates löste. Augenblicklich sind die Komplikationen zur Ausnahme geworden, denn es ist außergewöhnlich geworden, daß man einen hypertonen Bulbus öffnet.

Der dritte Grund ist die Folge einer chirurgischen Ungeschicklichkeit, sei es, daß der Trepan, der Skarifikator oder das Messer zu weit in den Bulbus eindringen und Iris und Zonula verletzen, sei es, daß die Rigidität der Iris oder der Verlust eines Skleradeckelchens dazu zwingen, mit einer Pinzette in das Auge einzugehen (und das in falscher Richtung), sei es endlich, daß man sich nach der Iridektomie auf intraokulare Manipulationen einläßt, besonders auf die Extraktion eines Koagels aus der Vorderkammer.

---
* Anm. d. Übersetzers: besser „pathologische".

1.4.2. Behandlung

Welche Haltung soll man annehmen? A priori spricht alles dafür, daß man die Linse entferne. Tatsächlich bleibt die medikamentöse Kontrolle des Augeninnendruckes schlecht (da man ja eingreifen mußte), und das Bestehen einer Subluxation der Linse läßt das Auftreten eines Sekundärglaukoms durch Kammerwinkelblock bei vorherbestehendem Glaukom — ungeachtet dessen Typs — befürchten. Hingegen liegen die Dinge nicht so einfach. Der Entschluß, die Linse total zu extrahieren, führt zu einem Umsturz des Operationsplanes und dazu, daß man aus dem Patienten einen einseitig Aphaken macht, und das in Allgemeinnarkose meistens ohne seine Zustimmung: Es ist demnach unmöglich. Deshalb besteht bis auf extreme Ausnahmen das empfehlenswerteste Verhalten darin, mit dem Schwämmchen allen Glaskörper, der sich bietet, zu entfernen, nicht weiter einzudringen und den Eingriff fortzuführen, als ob diese Komplikation nicht eingetreten wäre.

Es ist bemerkenswert, daß oft gar nichts Besonderes eintritt: Der Operationsverlauf bleibt einfach, die Fistel funktioniert, und wenn man dieses Auge gonioskopiert, findet man ein vollständiges Fehlen des Glaskörpers oder höchstens eine kleine Strähne, die sich bei 12 Uhr wie eine Brücke über die Linse wölbt. Sie zieht in die Vorderkammer und wird manchmal in die Fistelöffnung eingeklemmt, ohne diese zu blockieren. Nur in einigen seltenen Fällen bringt die postoperative Überwachung das Auftreten einer hypertonen Krise mit fortschreitendem Kammerwinkelblock: Hier muß man in der Lage sein, schnell wieder einzugreifen.

Andererseits kompliziert sich die gestörte Linsenaufhängung oft durch eine echte Katarakt, die manchmal schnell fortschreitet. Auch hier muß man erneut eingreifen, aber gewissermaßen ohne Zeitdruck (à froid) und mit der Zustimmung eines Patienten, den eine Sehverschlechterung dazu gebracht hat, diesen Eingriff zu wünschen.

Drei Beobachtungen erlauben es, diese Tatsachen zu illustrieren. *Die erste* betrifft einen Patienten von 63 Jahren, der an einem medikamentös nicht regulierbaren chronischen Weitwinkelglaukom litt und bei dem eine progressive Gesichtsfeldeinschränkung aufgetreten war; man führte eine fistulisierende Trepanation nach *Elliot* aus. Bei gut liegender Trepanation erscheint, sobald das Skleradeckelchen entfernt ist (was ohne Zwischenfall gelingt), Glaskörper in der Öffnung; unmittelbar vor dem Eingriff wurde kein erhöhter Druck gemessen, und das Kammerwasser ist nicht unter Druck hervorgequollen. Der Glaskörper wird durch einen synthetischen Schwamm angeheftet und die sich darstellenden Filamente reseziert; die Trepanationsöffnung erscheint offensichtlich befreit und die Bindehaut wird zurückgelegt und unter der gewöhnlichen Technik verschlossen; es erfolgt eine subkonjunktivale Injektion von Hydrocortison. Der postoperative Verlauf ist absolut normal, das Filterkissen funktioniert und die Tensio bleibt in den Grenzen der Norm. Bei der Spaltlampenuntersuchung liegt die Linse offensichtlich am Ort und die Kammer erscheint überall gleichmäßig tief. Gonioskopisch sieht man nach Pupillenerweiterung eine teilweise Lösung der Linse, durch welche Lücke einige Glaskörperfasern ziehen. Eine von diesen erstreckt sich sogar durch die *Elliot*-Trepanation. Nach längerem Verlauf hat sich keine Veränderung des Augenzustandes eingestellt.

Die zweite Krankengeschichte ist diejenige einer 60jährigen Frau, welche an einem Kammerwinkelblockglaukom litt, das durch ein sekundäres Trabekelglaukom kompliziert war. Es wurde eine komplikationslose Iridenkleisis ausgeführt; in dem Augenblick jedoch, als die Schenkel eingeschlossen wurden, bemerkte man, daß ihnen ein wenig visköser Glaskörper folgte. Alles, was sich von letzterem zeigte, wurde reseziert, und man beschloß, den Eingriff normal zu beenden. Im postoperativen Verlauf stieg der intraokulare Druck, und das Filterkissen funktionierte nicht; vor allem war die Vorderkammer ungleich tief; die Gonioskopie zeigte oben einen Verschluß des Kammerwinkels. Angesichts der schwierigen Situation wurde der Entschluß einer neuen Operation gefaßt; durch dieselbe korneosklerale Inzision erfolgte die Linsenextraktion, ein Wiedereinschluß der Irisschenkel nach einer ausgedehnten Reinigung der Vorderkammer von Glaskörper. Der weitere Heilverlauf war normal, die Enkleisis beider Irisschenkel bedingte ein ausreichendes Filterkissen und der Augeninnendruck stabilisierte sich. In diesem Fall wäre es theoretisch wünschenswert gewesen, die Linsenextraktion gleich bei der ersten Operation vorzunehmen, aber es wurde bereits gesagt, daß dieser Entschluß ohne das Einverständnis des Patienten unmöglich ist; denn es handelte sich um eine Operation in Allgemeinnarkose.

Die dritte Beobachtung zeigt die Gefahr des Eröffnens hypertoner Bulbi. Bei einer Frau von 84 Jahren mit schmerzhaftem, nicht hämorrhagischem Sekundärglaukom entscheidet man sich nach eindeutiger Ablehnung der Enukleation zu einer Iridenkleisis. Bei der Einklemmung der Irisschenkel erscheint Glaskörper in der Inzision, während sich die Linse an die Hinterfläche der Hornhaut lagert. Man geht sogleich an die Extraktion der Linse und des Glaskörpers, soweit notwendig. Nach Vergrößerung der Inzision sieht man die unmittelbare Expulsion der Linse, des Glaskörpers und der Chorioretina, welcher trotz hinterer Sklerotomien eine reichliche Blutung folgt. Schließlich wird der Bulbus wieder geschlossen. Nach relativ kurzem zeitlichen Abstand ist er nicht mehr schmerzhaft und derzeit noch nicht atrophisch . . .

Zusammenfassung

Bei einer antiglaukomatösen Fistel soll man die Wundreinigung auf ein Minimum begrenzen, wenn Glaskörper austritt. Die Linse wird in einem zweiten Eingriff entfernt, wenn sich der Kammerwinkel schließt, wenn eine Katarakt auftritt oder wenn die Fistel nicht funktioniert und die Hypertonie wieder auftritt.

1.5. Netzhautablösung und Chirurgie der Sklera

Glaskörperverluste im Verlauf skleraler Eingriffe (deren die Netzhautoperation) typisch ist), bedeuten die Ausnahme. Man kann sie dennoch bei zwei verschiedenen Umständen beobachten: Der Punktion der subretinalen Flüssigkeit und der Skleraruptur.

1.5.1. Glaskörperverlust im Verlauf der Abpunktion subretinaler Flüssigkeit

Die Punktion ist sicherlich eine der riskantesten Maßnahmen der Netzhautchirurgie, denn ihre Komplikationen sind nicht selten; an erster Stelle rangieren chorioidale Hämorrhagien oder Blutungen infolge einer Hypotonie; darüber hinaus muß man die Verletzung der Netzhaut durch das bei der Punktion benutzte Instrument fürchten, oder sogar das Einreißen einer prall wie ein Trommelfell über die Inzisionsränder gespannten Netzhaut, welche dann buchstäblich durch den Glaskörper gesprengt wird.

1.5.1.1. Prophylaxe

Maßnahmen, welche es erlauben, derartige Zwischenfälle zu vermeiden, sind relativ einfach zu ergreifen. Um jegliche Gefahr einer brutalen Penetration in das Auge zu vermeiden (Abb. 81), scheint es uns wünschenswert, vor der Punktion ein sklerales Knopfloch bis auf die Ebene der Aderhaut zu präparieren, als ob man eine Zyklodialyse ausführen wollte: Es bleibt nur noch das Hindernis der Aderhaut zu überwinden, deren Resistenz minimal ist. Derart vermeidet man eine wegen des skleralen Widerstandes möglicherweise unkontrollierte Geste. Nach dem Entblößen der Aderhaut bleibt nur

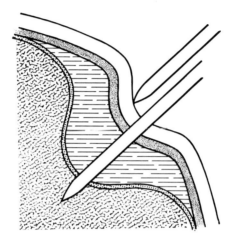

Abb. 81 Die Gefahr des unkontrollierten Eindringens ist dann besonders gegeben, wenn das Instrument die gesamte Skleradicke durchbohren soll

noch ihre Perforation; wir bevorzugen ein stumpfes Instrument, deren bestes uns der Tränenwegsdilatator mit abgerundeter Spitze zu sein scheint. Die verminderte Schärfe seiner Spitze erlaubt bei diesem Instrument die Hoffnung, die chorioidalen Gefäße nicht anzuspießen und bei sehr vorsichtigem Druck die Retina ohne Perforation zurückzustoßen, sollte sie mit ihm in Berührung kommen (Abb. 82).

Um den Glaskörperverlust zu vermeiden, welcher mit der Zerreißung der Netzhaut einhergeht, sollte man in dem Augenblick keinen stärkeren Druck auf den Bulbus ausüben, in welchem nach Perforation von Leder- und Aderhaut keine subretinale Flüssigkeit kommt. In der Mehrzahl der Fälle sind die Dinge in der folgenden Art abgelaufen: Nach skleraler Eröffnung und Punktion der Aderhaut ist ein wenig subretinale Flüssigkeit abgelaufen, aber ihr Fluß hörte fast augenblicklich wieder auf; der Chirurg oder sein Assistent werden versucht, auf den Bulbus zu drücken, um subretinale Flüssigkeit auszupressen; es entsteht ein erhöhter Druck, und sobald die Flüssigkeit abzufließen beginnt, bildet die durch den Glaskörper vorgedrängte Netzhaut ein Ventil und schließt die Öffnung. Bei zu großem Druck riskiert man einen Netzhautriß, durch welchen dann der Glaskörper fließt. Schwierigkeiten gleicher Art lassen sich beobachten, wenn man die Indentation vor der Punktion ausführt, wie das bei Verwendung eines elastischen Silikonschwammes geschehen kann.

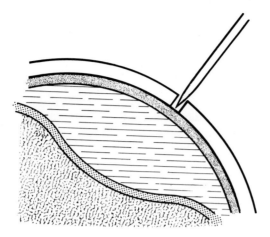

Abb. 82 Das Perforationsrisiko wird verringert, wenn die Sklera zuvor inzidiert wurde

Eine andere Art der Retinaperforation ist eine Variante der gerade geschilderten. Wenn die subretinale Flüssigkeit nicht mehr abfließt, versucht man von neuem, das bereits benutzt Instrument durch die Punktionsöffnung einzuführen. Dann besteht bei nicht entlastetem Bulbus die Gefahr der Perforation der gegen die Aderhaut gedrückten Netzhaut (Abb. 83).

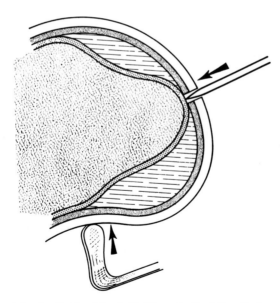

Abb. 83 Perforationsrisiko der Netzhaut durch Einführen des Punktions-Instrumentes in einen durch äußeren Druck belasteten Bulbus

110 Glaskörperchirurgie

In jedem Fall und ungeachtet des Mechanismus beweist das Austreten von Glaskörper aus der Punktionsöffnung, daß ein neuer Netzhautriß eingetreten ist. Dennoch gibt es davon eine Ausnahme: Das ist, wenn man die Punktion gegenüber dem Riß anlegt, ganz besonders, wenn dieser groß ist. Bekanntlich ist dieses Vorgehen wenig empfehlenswert, denn auf diese Weise kann man den Glaskörper (oder was ihn ersetzt) wirksam drainieren und die subretinale Flüssigkeit an Ort und Stelle lassen. Dieser Fehler läßt sich leicht vermeiden, denn prinzipiell werden alle Netzhautrisse im Verlauf einer Netzhautbehandlung mit größter Präzision lokalisiert.

1.5.1.2. Risiken während des Verlaufes

Das Problem besteht darin, eine Gegenmaßnahme angesichts des neuen Netzhautrisses mit Glaskörperverlust zu finden. Es scheint, daß bis auf sehr große Perforationsdefekte der Retina eine Einklemmung der Netzhaut in die sklero-chorioidale Wunde eintritt (s. S. 58). Das Risiko einer neuen Ablösung, die von der Perforation ausgeht, ist demnach nicht sehr groß, denn sobald die Netzhaut eingeklemmt wird, besteht kein Loch mehr. Da man immerhin nie sicher ist, daß eine derartige Komplikation ausbleibt, muß man Maßnahmen gegen die Netzhautdehiszenz ergreifen. Dennoch darf sich die chirurgische Therapie nicht allein darauf beschränken: Denn nicht nur die Netzhaut, sondern auch der Glaskörper selbst wird in die Sklerawunde inkarzeriert. Von hier können ebenfalls mehrere Komplikationen ausgehen; die häufigsten sind die mangelnde Vernarbung der Sklera mit Entstehung eines sogenannten Skleraschnabels (Abb. 84) und die Formierung eines Glaskörperstranges infolge einer entzündlichen Reaktion (Abb. 85). Dieser Strang kann durch Zug und Riß eine neue Netzhautablösung verursachen, besonders wenn er weit entfernt an einer anderen Stelle der Bulbuswand wieder ansetzt. Um diese Komplikation zu vermeiden, muß man demnach den Netzhautdefekt behandeln und den Folgen eines Zuges an der Netzhaut durch einen Strang zuvorkommen.

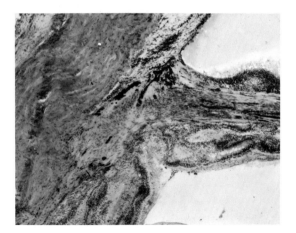

Abb. 84 Komplikation einer Punktion subretinaler Flüssigkeit: Bindegewebige Proliferationen dringen von der Wunde aus in das Bulbusinnere ein und legen sich zwischen die zwei Blätter der abgelösten Netzhaut. (Dieses Photo wird der Freundlichkeit des Dr. *Peter Dhermy* verdankt)

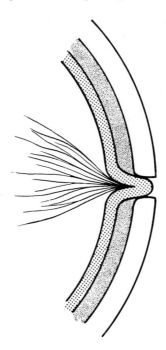

Abb. 85 Komplikation der Punktion subretinaler Flüssigkeit, die vitreo-retinale Einklemmung begünstigt die Entwicklung eines Glaskörperstranges

1.5.1.3. Behandlung

Diese umfaßt drei Stufen, deren erste beide unerläßlich sind.

Die erste besteht darin, den Glaskörper aus der Sklerawunde zu entfernen; man kann versuchen, ihn im Augenblick des Knüpfens vorsichtig zurückzuhalten; derart vermeidet man eine schlechte Vernarbung der Sklera und die Gefahr einer „Schnabelbildung".

Die zweite besteht im Schaffen einer ausgedehnten chorioretinalen Narbe. Dazu setzt man das am wenigsten schädigende Mittel ein, nämlich die Kryotherapie; sie sollte breit sein und mindestens in einem Umfeld von 3 mm Radius um die Sklerainzision herum verlaufen; dies entspricht einem Ausmaß von 4 Papillendurchmessern, der notwendigen Fläche, um einer Traktionswirkung standzuhalten.

Die dritte Maßnahme der skleralen Indentation ist selten angezeigt, denn gewöhnlich ist die Netzhaut eingeklemmt; jedoch sollte man bei dem geringsten Zweifel nicht zögern, der Kryotherapie eine wohl dem Riß entsprechend lokalisierte Indentation folgen zu lassen.

Diese Behandlung ist bequem und geht im Grunde auf den Verschluß der Sklerawunde nach sorgsamer Entfernung des Glaskörpers durch eine einfache oder eine „U"-Naht zurück, je nach Größe der Kryode sind zwischen zwei und 8 Herde erforderlich und möglicherweise eine geringe Indentation mit Hilfe eines radiären Silikonschwammes, der beispielsweise nur eine einzige „U"-Naht benötigt. Dieses sind die wenigen Handgriffe, welche ein meistens wegen Traktion entstehendes Rezidiv vermeiden helfen, dessen Behandlung ziemlich enttäuschend wäre.

1.5.2. Glaskörperverlust im Verlaufe von Sklerarupturen

Die Skleraruptur kommt zuweilen bei einer völlig unbehandelten Lederhaut vor; jedoch sieht man sie fast bei allen Reoperationen. Sie findet sich vor allem bei besonders dünnen Lederhäuten, aber auch an dicken, welche vorher diathermie-behandelt wurden: Die Brüchigkeit der Sklera nimmt mit Ausdehnung und Ausmaß der Diathermiekoagulation zu; sie ist desgleichen größer, wenn eine Skleralamellierung vorausging. Die Folgen einer Diathermiekoagulation an einer chirurgisch verdünnten Sklera sind derart, daß ein erhöhtes Riß-Risiko im Verlauf einer Reoperation besteht.

Das klinische Bild ist recht bedrohlich. Oft genug öffnet sich der Bulbus plötzlich über eine Länge von mehreren Millimetern, oder sogar länger als ein Zentimeter lang unter den Augen des Chirurgen, oft aus Anlaß einer geringfügigen Pression oder Traktion. Durch diese enorme Lücke entweicht reichlich Glaskörper, und die Sklerawand fällt ein. Die Prognose ist schlecht, aber man muß trotz allem versuchen, den Bulbus zu erhalten, was manchmal sogar dazu führt, eine geringe Sehschärfe wiederherzustellen.

Im Falle einer nicht sehr ausgedehnten (wenn auch sehr langen) Nekrose, wenn zudem ihre Ränder gut beschaffen und die anliegende Sklera fest sind, besteht die einfachste Maßnahme darin, ,,U"-Nähte vom einen zum andcren Wundrand zu legen und sie, genauso wie man es bei einer inneren Sklerafalte macht, anzuspannen; die Ränder der nekrotischen Zone werden dadurch eingeschlagen und in das Innere des Bulbus gerichtet (Abb. 86). Außer, daß man derart eine gut haltende Wunde herstellt (Abb. 87), schafft man zudem eine Indentation beliebig dosierbaren Ausmaßes, indem man

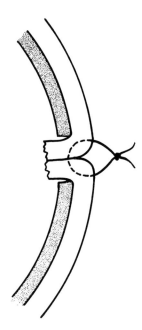

Abb. 86 Einstülpung der Skleraränder im Falle einer Skleranekrose

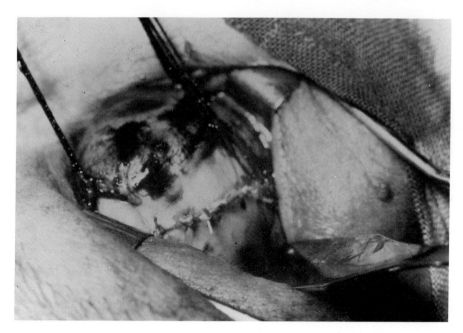

Abb. 87 Einstülpen der Skleraränder im Falle von Nekrosen (in *P. G. Moreau* und *J. Haut:* Cryo-ophtalmologie. Ber. d. S. F. O., 1971, Masson et Cie.)

die Fäden mehr oder weniger nah an die Wundränder heranlegt; so bleibt die Hoffnung, daß die Netzhaut sich wieder anlegen könnte. Wenn die Lederhaut jedoch sehr breit und weit entfernt von der Indentation gerissen ist, darf man am geschlossenen Bulbus eine große Tasche anlegen, um die gewünschte Einbuckelung zu erzielen. zielen.

Oft genug handelt es sich um sehr dünne Skleren oder sehr weit ausgedehnte Nekrosen; es ist dann nicht möglich, die Ränder zu vernähen, denn die Fäden schneiden die brüchigen Gewebe durch und vergrößern die Zerstörung. Es bleibt nur noch eine Möglichkeit: die Skleratransplantation. Dazu benötigt man für derartige Reoperationen von Netzhautablösung irgendwie konservierte Sklera (Alkohol, Lyophilisation, Silikodessikation u. a.). Man stellt eine feste Sklerawand wieder her, indem man die Skleranähte für das Transplantat in einiger Entfernung von der Nekrose in einer gut haltenden Zone anbringt. Auf dieser renovierten Sklerawand führt man eine Kryoapplikation durch; so entsteht eine entzündliche Reaktion im Rest der erhaltenen Chorioidea gegenüber dem nekrotischen Bereich und darum herum in der noch normalen Zone. Endlich, wenn dieses noch notwendig erscheint, beendet man den Eingriff durch eine Einbuckelung: Man hat die Wahl zwischen einer aufgenähten Tasche oder einem Schwamm aus elastischem Silikon (Abb. 88).

Im Verlauf dieser Maßnahmen wurde deutlich, daß der Glaskörper nicht das Hauptproblem birgt. Tatsächlich sind die Risiken von seiner Seite relativ begrenzt, denn er ist zum größten Teil abgeflossen. Die einzige Maßnahme, welche ihn im Verlauf der Komplikationen ein wenig betrifft, ist die intraokulare Injektion von physiologischer Kochsalzlösung oder Hyaluronsäure nach dem Wundverschluß, um so schnell wie möglich den Bulbustonus wiederherzustellen und zu versuchen, die Netzhaut so weit wie möglich an die neu gebildete Aderhaut-Sklera-Wand heranzubringen.

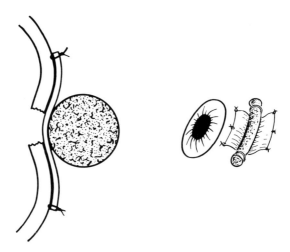

Abb. 88 Skleratransplantat mit gleichzeitiger Indentation auf ausgedehnter skleraler Nekrose

Zur Illustration dieser Komplikationen können wir drei Fälle schildern.

Der erste beschreibt die Punktion durch direkten Messerstich bei einem Patienten mit Netzhautablösung; dieses Vorgehen wird schlecht vertragen, und das Messer dringt relativ weit in das Bulbusinnere ein. Die unmittelbare ophthalmologische Kontrolle zeigt das Bestehen eines Netzhautrisses gegenüber der Skleralücke, welcher durch eingedrungenen Glaskörper offengehalten wird. Man verschließt die sklerale Inzision durch eine Naht und nimmt eine breite Kryoapplikation vor. Der postoperative Verlauf zeigte keine Komplikation: Die Ablösung heilte, während sich um die Punktionsstelle eine breite chorioretinale Narbe ausbildete. Die Untersuchung mit dem Dreispiegel-Kontaktglas offenbarte das Bestehen eines Glaskörperstranges, der von der retino-vitrealen Einklemmungsstelle ausging; die breite retino-chorioidale Narbe hat bis jetzt – in einem Abstand von mehreren Jahren – den Kranken vor einer sekundären Traktionsamotio geschützt.

Die zweite Beobachtung betrifft einen Patienten mit relativ dünner Sklera, der zuvor durch eine lamellierende Skleratasche mit Diathermiekoagulation behandelt worden war. Es trat das Rezidiv einer Netzhautablösung ein, anscheinend verursacht durch eine Nekrose über den vorangehenden Diathermiekoagulationen. Bei der Operation entdeckt man tatsächlich eine breite nekrotische Zone in der mit Diathermie behandelten Sklera. Während des unter größten Vorsichtsmaßnahmen begonnenen Aufnähens eines Stückchens silikon-getrockneter Sklera zur Wandverstärkung trat eine Skleraruptur mit reichlichem Glaskörperprolaps ein. Dem Befestigen des Skleratransplantats folgte eine über dessen gesamte Oberfläche reichende Kryoapplikation. Um eine ausreichende Indentation herzustellen, wurde ein longitudinaler Schwamm aufgebracht und mit einer Naht an jedem Ende befestigt. (Letztere überbrückte das Skleratransplantat und konnte in ursprünglicher Lederhaut verankert werden.) Dieser Patient ist um den Preis einer sehr ausgedehnten chorioretinalen Narbe geheilt.

Der dritte Fall betrifft einen älteren Patienten, der zuvor durch wiederholte Diathermien behandelt worden war; im Verlauf der Reoperation tritt ein Riß auf, der sich über mehr als die Hälfte der äquatorialen Sklerazirkumferenz erstreckt. Man verfährt derart, daß beide Nekrosenränder eingestülpt werden, jedoch ohne zusätzliche Indentation, denn der Bulbus ist bereits beträchtlich deformiert und verkleinert. Die Entwicklung führte zur Phtisis.

Sklerarisse sind jedoch nicht allein Folgeerscheinungen bei zuvor wegen Netzhautablösung behandelten Patienten, wie es diese folgende Beobachtung deutlich macht: Bei einer 65jährigen aphaken Patientin, die an einem chronischen Glaukom litt, wurde 4 Jahre zuvor eine Zyklodiathermie angelegt. Nach einer langen Periode der Regulation stieg der Druck auf derartige Werte an, daß eine neue Zyklodiathermie vorgeschlagen wurde. Im Augenblick, in welchem diese dem Ende zugeht (man befindet sich bei der Bindehautnaht), tritt eine Ruptur der Sklera über 1/3 ihrer Zirkumferenz ein, und zwar im Bereich der ersten Zyklodiathermie. Es ist nicht möglich, diese Wunde anders als durch ein Skleratransplantat zu versorgen, und der enorme Glaskörperverlust wird durch eine Injektion von physiologischer Kochsalzlösung ersetzt. Am nächsten Morgen sieht man eine massive Glaskörperblutung, welche man für endgültig hält; jedoch vielleicht gerade deshalb, weil es sich nicht um Glaskörper, sondern um Kammerwasser handelt, erfolgt eine progressive Resorption, und während man das Auge verloren glaubte, gewinnt die Patientin eine Sehschärfe von 6/10 zurück und liest Nieden 3. In diesem wie im zweiten Fall hat die vorangehende Diathermie eine adhärente chorioretinale Narbe geschaffen, infolge derer keine Netzhautablösung eingetreten ist.

In einer Schlußfolgerung kann man den Schweregrad eines Glaskörperverlustes geringen Ausmaßes mit Einklemmung in die Wunde einem starken Verlust ohne erkennbare Inkarzeration gegenüberstellen: In letzterem Falle bleiben ernstere Folgen aus. Man findet im hinteren Abschnitt dasselbe wie bereits im vorderen Segment: Die Einklemmung einer noch so kleinen Glaskörpermenge in eine sklero-chorioidale Wunde ruft die Entstehung eines Glaskörperstranges hervor, welcher eine Gefahr für die Retina bedeutet; andererseits ist auch ein massiver Glaskörperverlust durch eine große Sklerawunde nur durch die retinalen Risiken dieser Wunde gefährlich: Der Glaskörper ist verschwunden, er wird durch die injizierten Flüssigkeiten ersetzt, welche das Volumen wieder auffüllen, und die Risiken von Organisation und Retraktion sind um vieles verringert.

Zusammenfassung

Die Glaskörpereinklemmung im Verlauf einer Punktion subretinaler Flüssigkeit muß von einer breiten Kryoapplikation umgeben werden. Ein massiver Glaskörperverlust infolge einer großen Sklerawunde ist besonders schwerwiegend wegen zugleich bestehender Netzhautverletzungen, und der verlorene Glaskörper wird einfach durch physiologische Kochsalzlösung ersetzt.

1.6. Strabismus

Komplikationen im Verlauf von Augenmuskeloperationen bilden eine Ausnahme. Unter drei Umständen ist es möglich, daß hierbei Glaskörper durch die Sklera dringt: Entweder hat man eine eindeutig perforierende Naht gelegt und kann am Einstich, auch am Ausstichkanal oder an beiden eine kleine Glaskörperperle austreten sehen; oder wenn die Sklera sehr dünn ist, zerreißt man sie im Augenblick des Anziehens vom Knoten: Dann handelt es sich nicht mehr um eine punktförmige Öffnung, sondern um eine lineare Dehiszenz, welche manchmal 2 oder 3 mm lang ist. Oder endlich noch öffnet man die Sklera, weil man die Sehne zu nahe an ihrer Ansatzstelle abschneidet.

Aus bereits im Kapitel der Netzhautablösung dargelegten Gründen muß man einerseits versuchen, die Sklerawunde durch eine oder mehrere Nähte zu verschließen, welche man nicht zu stark anziehen soll, andererseits erscheint es im Hinblick auf eine mögliche Glaskörpereinklemmung wünschenswert, eine chorioretinale Narbe zu schaffen, welche den Perforationspunkt weit umstellt. Wir bevorzugen die Kryotherapie, welche die Sklera erhält, was die Diathermie nicht tut; zumal es sich meistens bei diesen ganz ausnahmsweise auftretenden Komplikationen um sehr dünne Skleren handelt, scheint es uns nicht ratsam, eine Methode anzuwenden, welche die Sklera noch weiter schwächt und eine entzündliche Reaktion hervorruft, deren Folgen eine Anheftung zwischen der Innenseite des Muskels und der Sklera ist, was das Operationsergebnis in Frage stellt.

Man könnte über die Güte dieser Behandlung diskutieren, und einige Autoren schlagen vor, nichts zu tun. Diese Haltung erscheint uns nicht klug: Tatsächlich treten Komplikationen der Netzhaut erst einige Jahre später auf, wenn die Kinder bereits nicht mehr ophthalmologisch überwacht werden. Die Kryokoagulation ist eine extram einfache Handhabung; an einer anliegenden Netzhaut bietet die ophthalmoskopische Kontrolle keinerlei Problem und es gibt keine Komplikationen durch Überdosierung. Man findet demnach keinen Grund, sich dieser Garantie nicht zu bedienen, denn man weiß nicht, was kommt.

Ganz offensichtlich gilt alles Gesagte für die geraden Augenmuskeln und ihren vorne liegenden Ansatz. Die Chirurgie der schrägen Augenmuskeln, welche mancherorts ausgeführt wird, würde, besonders wenn es sich um den hinten liegenden Ansatz des M. obliquus inferior handeln würde, eine Kryotherapie unumgänglich machen und je nach Art der Beteiligung der Netzhaut auch eine Skleraeindellung.

Zusammenfassung

Glaskörperkomplikationen im Verlauf von Schieloperationen erfordern eine Wundnaht und eine prophylaktische Kryopexie.

1.7. Keratoplastik

Glaskörperkomplikationen im Verlauf einer Keratoplastik sind selten.

1.7.1. Ursachen der Komplikationen von seiten des Glaskörpers

Bezüglich des Glaskörpers muß man Keratoplastiken an Augen mit erhaltener Linse von solchen an aphaken Augen unterscheiden.

Wenn das Auge noch seine Linse besitzt, kann die Glaskörperkomplikation unter zwei verschiedenen Umständen eintreten. Der erste ist das Bestehen grober Veränderungen in der Vorderkammer, welche sich vor dem Eingriff wegen der Undurchsichtigkeit der Hornhaut nicht erkennen ließen und von denen allein eine Ultraschalluntersuchung der vorderen Abschnitte hätte eine Andeutung vermitteln können; die Häufigste darunter ist eine Synechienbildung zwischen der Hornhauthinterfläche, der Iris und der Linse: Zugleich mit dem Hornhautdeckelchen zieht man dann mehr oder weniger vollständig Iris und Linse heraus; man befindet sich danach sogleich im Glaskörper; und auf diese Situation muß man gefaßt sein! Die zweite Möglichkeit findet man besonders an stark alterierten Augen mit Subluxation der Linse; nach Beendigung der Hornhauttrepanation legt sich die mehr oder weniger gelöste Linse in die Lücke; man muß sie dann entfernen, was bei einer großen Trepanation leicht fällt und bei einer engen sehr viel unbequemer ist.

Wenn man ein aphakes Auge einer Keratoplastik unterzieht, gibt es wiederum zwei Möglichkeiten: Entweder besteht noch ein brauchbares Irisdiaphragma, und der Glaskörper befindet sich dahinter, oder man sieht sich direkt dem Glaskörper gegenüber, weil ein Teil oder die gesamte Iris infolge ausgedehnter traumatischer Zerstörung oder im Verlauf vorangehender Eingriffe bereits reseziert worden ist.

1.7.2. Behandlung

Wie dem auch sei, bei allen diesen Möglichkeiten ist das Ergebnis gleich; der Chirurg muß meistens mit optischem Ziel eine Keratoplastik anlegen, ungeachtet dessen, ob sich Glaskörper in der Vorderkammer befindet und ob die Mbr. hyaloidea erhalten oder geborsten ist; selbst wenn sich letztere unversehrt findet, droht der Glaskörper, denn, wenn auch die Iris nicht in bestem Zustand ist, besteht das eindeutige Risiko einer Anlagerung des Glaskörpers an die Descemet'sche Membran.

Die chirurgische Haltung ist im Grunde einfach und verlangt die Lösung dreier Probleme: Naht des Transplantats und sich der Iris und dem Glaskörper gegenüber richtig verhalten.

Die Einnaht des Transplantates bietet keine besondere Schwierigkeit und geschieht am Ende des Eingriffes in einem Augenblick, in dem die Hornhaut vollständig von allem Glaskörper gereinigt ist und der Glaskörper sich in gebührender Entfernung davon befindet.

Die Haltung gegenüber dem Glaskörper ist ebenso einfach: Man muß alles Notwendige herausnehmen; selbst wenn diese Menge offensichtlich sehr groß erscheint, sollte man nicht zögern, sie aus dem Bulbus austreten zu lassen. Das verfolgte Ziel ist das gleiche wie dasjenige im Verlauf einer Kataraktextraktion mit Glaskörperverlust: Der Glaskörper soll sich spontan hinter dem Irisdiaphragma befinden. Das Bulbusvolumen stellt man am Ende durch Injektion von physiologischer Kochsalzlösung wieder her. Wenn auf diese Weise eine große Menge Glaskörper das Auge verlassen hat, geht man an die Vorderkammerreinigung, wie dies für die Kataraktchirurgie gesagt wurde (s. S. 95). Diese Toilette ist umso leichter, als der Durchmesser der Trepanation groß ist; und wie anderswo auch, wird sie durch den Gebrauch von Stückchen aus synthetischem Schwamm erleichtert.

Es bleibt das Problem der Iris; hier besteht ein Unterschied, ob der Sphinkter intakt ist oder eingeschnitten wurde. Bei intaktem Sphinkter beschränkt man sich auf das Anlegen von peripheren Iridektomien. In der Tat hält eine Iris in Miosis mit ziemlich sicherer Wirksamkeit den Glaskörper zurück; das Problem besteht nur darin, einen Pupillarblock zu vermeiden, denn eine entzündliche Reaktion ist unvermeidbar; das Anlegen mehrerer peripherer, basaler Iridektomien (2, 3 oder bei Bedarf 4) erlaubt es, die Hypothek des Pupillarblocks aufzuheben. Diese Haltung gegenüber der Iris widerspricht dem, was bei der Linsenextraktion vorgeschlagen wurde (wo uns die große, basale und totale Iridektomie unumgänglich erscheint); sie wird durch die Tatsache gerechtfertigt, daß die korneale Inzision nicht in Nähe des Kammerwinkels liegt, und daß demnach kein Risiko der Einklemmung von Glaskörper in die korneosklerale Wunde besteht; eine solche würde in einem derartigen Abstand vom Kammerwinkel erfolgen, daß der Verschluß des letzteren besonders nach dem Anlegen der peripheren Iridektomie wenig wahrscheinlich ist. Der Kammerwinkelblock wird in diesem Falle nicht durch einen Glaskörperstrang, sondern durch ein Nach-Vorne-Drängen des Glaskörpers (Abb. 89) hervorgerufen; deshalb, und dies sei hier wiederholt, ist es unerläßlich, soviel Glaskörper wie notwendig zu entfernen.

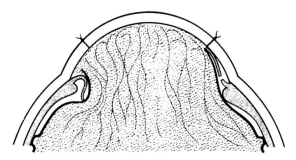

Abb. 89 Schlechte Vorderkammertoilette. Der unzureichend resezierte Glaskörper drängt nach vorne

Wenn im Gegensatz dazu die Irisstruktur bereits verändert ist (Trauma, Entzündung), muß man sie breit resezieren, um zu verhindern, daß sie nicht nach vorne kommt und sich an die Hornhautwunde anlegt. Man entfernt demnach alle Irisanteile, welche den Eindruck erwecken, daß sie nicht in einer frontalen Ebene bleiben; diese manchmal ausgedehnte Irisamputation scheint den Gefahren vorzuziehen zu sein, welche eine ausgedehnte vordere Synechie böte.

So verbleibt der Glaskörper am Ende des Eingriffs in seinem Volumen beträchtlich reduziert und sollte hinter dem Irisdiaphragma liegen; die Iris, wenn sie noch ihren Sphinkter hat, findet sich durch mehrere periphere Iridektomien durchlöchert (Abb. 90), im gegenteiligen Fall jedoch weitgehend reseziert (Abb. 91); nun endlich legt man eine dichte Naht. Die Operation wird durch eine Wiederherstellung des Bulbusvolumens mit Hilfe von physiologischer Kochsalzlösung und durch das Einbringen einer Luftblase beendet. Den Patienten lagert man während der ersten Stunden mit Vorliebe flach, so daß die Luftblase Iris und Glaskörper von der korneokornealen Wunde isoliert.

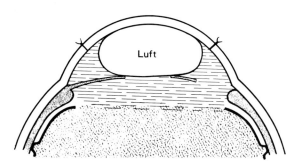

Abb. 90 Ideale Lage der Iris am Ende des Eingriffs, wenn ihr Sphinkter erhalten ist

Die folgende *Fallschilderung* zeigt, daß Glaskörperkomplikationen im Verlauf von Keratoplastiken nicht ohne Auswirkung bleiben. Bei einem Einäugigen, dessen letztes Auge von einem totalen Leukom befallen war, fanden sich im Ultrasonogramm keine Linsenechos (es handelte sich um ein altes Trauma). Tatsächlich erschien sogleich nach der Trepanation Glaskörper. Eine sorgfältige Toilette ermöglichte es, alle Irisreste zu

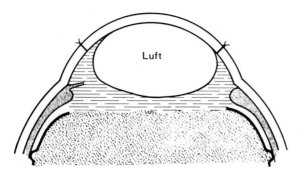

Abb. 91 Lage der Iris nach breiter Resektion

entfernen, die Adhärenzen zu lösen und eine große Vitrektomie anzulegen. Der Bulbus wurde mit physiologischer Kochsalzlösung wieder gefüllt und die Operation mit dem Einbringen einer Luftblase beendet. Der postoperative Verlauf blieb ohne Zwischenfälle, eine Mbr. neohyaloidea stellte sich in einiger Entfernung von der Hornhaut her, und der Operierte erlangte einen brauchbaren Visus.

Die Dinge liegen nicht immer so einfach, und bei einem anderen Einäugigen wurde der Versuch einer Keratoplastik an einem letzten Auge unternommen, welches durch einen Unfall wahrscheinlich schwer verändert und mit einem Leukom behaftet blieb. Beim Anlegen des Hornhautschnittes trat eine expulsive Blutung auf, welche den Bulbus trotz zweier hinterer Sklerotomien in günstigen Abständen völlig entleert. Der Bulbus konnte zwar endlich wieder verschlossen werden, doch die Sehschärfe blieb gleich Null.

Zusammenfassung

Im Verlauf von Keratoplastiken beobachtete Glaskörperkomplikationen werden durch großzügige Resektion des Corpus vitreum behandelt, um die Hornhaut frei zu halten. Man soll die Iris erhalten, wenn sie in ihrer Ebene liegt, aber sie breit resezieren, wenn sie dazu neigt, sich der Hornhautnarbe anzulagern.

1.8. Perforierende Traumen des Bulbus

Für das Ende dieses Kapitels, welches der regelrechten Bulbuschirurgie gewidmet ist, haben wir die Betrachtung der perforierenden Traumen vorbehalten. In der Tat läßt die Vielfalt ihrer anatomo-klinischen Formen lediglich die Aufstellung allgemeiner Richtlinien zu. Diese sind wiederum das Ergebnis und die Synthese der bisher dargestellten. Wir werden demnach überlegen, welche Haltung einzunehmen ist, wenn im Verlaufe eines perforierenden Traumas Glaskörper austritt, zunächst aus dem vorderen und dann aus dem hinteren Abschnitt.

1.8.1. Perforierende Traumen des vorderen Abschnitts

Hier reichen die Verletzungen mit zunehmender Schwere von der einfachen Hornhautwunde bis zum Hornhaut- und Irisdefekt, der Linsenläsion und zum Glaskörperverlust. Dieser letztere interessiert uns.

Bei dieser Verletzungsart muß man eine gewisse Anzahl von Problemen klären. Das erste betrifft die Hornhautnaht. Im allgemeinen bietet sie keine besonderen Schwierigkeiten, denn Substanzverluste sind hier selten. Im Falle eines solchen müßte man auf perforierende Keratoplastiken zurückgreifen und in Eile ein aufbewahrtes Material verwenden, von dem man weiß, daß es trüb wird, aber das es erlaubt, den Bulbus zu verschließen, solange man kein frisches Transplantat hat. Gewöhnlich wird die Naht ohne große Mühe ausgeführt und vernarbt leicht, wenn man die Hornhaut unter idealen Heilbedingungen hält; eine wesentliche davon ist, daß die Hinterfläche durch Kammerwasser benetzt wird. Wenn infolgedessen die erste Forderung nach einer dichten Naht am Ende der Operation besteht, ist es die zweite, dafür zu sorgen, daß das Hornhautendothel in Kontakt mit dem Kammerwasser bleibt und mit keinem anderen Gebilde sonst. Das heißt, man muß sich bemühen, die drei Gewebe, welche ebenfalls vom Trauma betroffen sind, fernzuhalten; das sind die Iris, die Linse und der Glaskörper.

Bezüglich der Iris darf man wie bei der regulären Chirurgie keine Zugeständnisse machen und nicht zaudern, alles Notwendige zu entfernen. Im praktischen Fall muß man bei der häufigsten Möglichkeit, nämlich einer limbusnahen Hornhautwunde, unter dem Schnitt eine große segmentförmige Iridektomie anlegen, damit beide Irisschenkel durch die Kontraktion des Sphinkters außerhalb der Hornhautwunde gehalten werden; derart wendet man die Gefahr einer vorderen Synechie der Iris ab. Das zweite Risiko besteht darin, daß sich die Iris außerhalb der Narbe in den Kammerwinkel legt und dessen Verschluß hervorruft, was zu einer annulären Goniosynechie führt. Diese Komplikation tritt ein, wenn eine äußere Fistel mit Abflachung der Vorderkammer besteht, oder wenn die Iris von normalerweise hinter ihr liegenden Gebilden nach vorne gedrängt wird: Hier berühren wir das Problem der Linse. Außerdem kann die Iris auch durch Glaskörperstränge in den Kammerwinkel gezogen werden, welche bogenförmig aus der Pupille ziehen und sich in die Hornhautwunde einlagern; hiermit ist das Glaskörperproblem angesprochen.

Bezüglich der Linse läßt sich das Problem leicht definieren: Man muß alles anstehende Linsengewebe entfernen, falls die Linsenkapsel eröffnet ist. Bei sehr breiter Ruptur, selbst wenn noch keine Massen ausgetreten sind, kann es von Nutzen sein, nötigenfalls auf gewöhnlichem Wege eine Gegeninzision anzulegen und die Linse zu extrahieren, um ihr weiteres Quellen zu verhindern, was eine Anlagerung an die Hornhaut zur Folge hätte.

Hinsichtlich des Glaskörpers kann man schematisch zwei verschiedene Bilder beschreiben. Im einen hat das Trauma unter anderen Schäden eine Lageveränderung der Linse hervorgerufen, und es tritt etwas Glaskörper aus der Auslösungsstelle hervor. Im anderen sind die Zerstörungen bedeutend größer; die Linse ist breit eröffnet, teilweise zerstört oder sogar vollständig abhanden gekommen und mit Glaskörper vermengt, welcher die Vorderkammer anfüllt. Im einen wie im anderen Fall ist die Behandlung der Konzeption nach einfach, in der Ausführung manchmal schwierig. Außer der Linsenextraktion muß man eine große Vitrektomie vornehmen. Diese sollte bei der Erstversorgung durch die Hornhautwunde, wenn diese genügend groß ist, sonst durch eine zusätzliche korneale Inzision erfolgen, wenn die läsionsbedingte Hornhautlücke nicht ausreicht, um eine vollständige Reinigung der Vorderkammer zu erzielen.

Tatsächlich sind wir überzeugt, daß die Prognose eines perforiert verletzten Auges, dessen vordere Abschnitte zerstört sind, im Operationssaal bei der Erstversorgung entschieden wird: Hier wird alles verloren oder gewonnen. Wenn man gezögert hat, die Wunde zu vergrößern oder einen korneoskleralen Schnitt zu legen, um eine ausreichende Darstellung der Wundverhältnisse zu erzielen, ist es schwierig, den vorderen Abschnitt vollständig zu reinigen. Denn das, was man am Ende der Operation erzielen sollte, ist immer dasselbe: Die Hornhautwunde muß sehr dicht und die Vorderkammer mit einem Gemisch aus Kammerwasser und Luft angefüllt sein, die Irisebene in entsprechender Entfernung von der Hornhaut und dem Kammerwinkel liegen, und, was vom Glaskörper nach der Resektion noch übrig ist, soll sich hinter dem Irisdiaphragma befinden (s. S. 119, Abb. 91). Es ist besser, einen leicht hypotonen Bulbus gegen Ende der Operation mit physiologischer Kochsalzlösung aufzufüllen, als eine zu große Glaskörpermenge zu belassen, die am folgenden Tag die Iris gegen die Hornhaut drückt. Es gibt demnach keine besonderen Gesetze in der Behandlung der Glaskörperverluste bei perforierenden Verletzungen des vorderen Abschnittes: Man muß es bewerkstelligen, daß sich vor der Iris kein Glaskörper mehr befindet und daß die Regenbogenhaut in entsprechender Entfernung hinter der sklerokornealen Ebene bleibt. Um zu diesem Ergebnis zu kommen, muß man furchtlos amputieren, denn es ist viel leichter, die Iris frei zu resezieren als endlich eine Synechiotomie anzulegen oder zu versuchen, gegen die Folgen eines Kammerwinkelblocks anzukämpfen.

Was die Retina betrifft, erscheint es nicht notwendig, bei einfachen Verletzungen der Vorderkammer irgendetwas zu unternehmen; jedoch, sobald man den Eindruck hat, daß die perforierende Verletzung mit einer manifesten Kontusion einhergegangen ist, stellt sich das Problem einer unmittelbaren oder, etwas später, gezielten Prophylaxe. Man kennt nämlich die Häufigkeit ausgedehnter postkontusioneller Orarisse, welche mehr oder weniger schnell zur Netzhautablösung führen. Hier ist wiederum eine ausgedehnte Kryopexie die einfache Maßnahme, welche das Auftreten dieser schweren Komplikation verhindert.

1.8.2. Perforierende Verletzungen des hinteren Segmentes

Bezüglich der perforierenden Verletzungen des hinteren Segmentes liegen die Dinge noch einfacher. Gewöhnlich handelt es sich um eine lineare Wunde unterschiedlichen Ausmaßes, oft kurz, manchmal punktförmig, wenn der perforierte Gegenstand beispielsweise eine Nadel ist; manchmal handelt es sich um eine sehr lange lineare Wunde, welche die Verlängerung einer Hornhautwunde nach hinten darstellt; sehr viel seltener um eine Berstung, bei welcher von vorne herein eine Skleratransplantation zum Verschluß des Bulbus notwendig wird. Der Glaskörperverlust beschränkt sich gewöhnlich auf das Austreten einer Perle aus den Lefzen der Sklerawunde, ob der Fremdkörper nun die hinteren Abschnitte von außen nach innen oder von innen nach außen durchschlagen hat (wenn es sich um die Austrittsöffnung eines Fremdkörpers mit vorderer Einschlagstelle handelt). Die anatomischen Defekte sind bekannt: Es besteht eine Wunde in der Sklera, der Chorioidea und der Retina, durch welche der Glaskörper quillt. Selbstverständlich geht es nicht darum, allen Glaskörper zu resezieren, denn der Zutrittsweg ist sehr eng und die chorioretinalen Alterationen wären zu groß.

Man muß *diese Öffnung* durch so viele Nähte *verschließen,* wie notwendig sind, um eine dichte Sklerawunde zu erhalten; man wird sehr vorsichtig versuchen, die Glaskörperkugel im Augenblick des Knüpfens zurückzudrängen (nachdem man sie am Rand der Sklerawunde abgetragen hat), damit zwischen den beiden Sklerarändern keine Glaskörpereinklemmung stattfindet; danach legt man aus denselben Gründen, wie sie bei der Darstellung der Punktion subretinaler Flüssigkeit beschrieben wurden (s. S. 107), eine breite Kryoapplikation mit einem Durchmesser von mindestens 5 oder 6 mm rings um die Wunde, um eine breite Zone fester chorioretinaler Narben zu schaffen. Letztere bezweckt, einer möglichen sekundären Netzhautablösung vorzubeugen, welche durch den Zug von Glaskörpersträngen entstehen könnte, die selbst wiederum Folgen der Glaskörpereinklemmung in die Sklerawunde wären (s. S. 110, Abb. 85). Bezüglich des Problems einer Skleraindentation bei Netzhautdehiszenz verweisen wir auf das im Kapitel über die Netzhautablösung Gesagte (S. 112).

Zusammenfassung

Bei einer perforierenden Verletzung muß man eine Kryopexie anlegen, wenn die Wunde in den hinteren Abschnitten liegt, und eine ausgedehnte Vitrektomie mit Reinigung der vorderen Abschnitte im anderen Falle.

1.9. Folgerung

Anläßlich der vorliegenden Darstellung von Glaskörperkomplikationen im Rahmen der regelrechten Chirurgie erscheint es relativ einfach, die Prinzipien herauszustellen, welche unsere Haltung leiten sollen.

Am hinteren Segment heißt es, die Sklerawunde notfalls mit einem Transplantat zu verschließen, dabei möglichst eine Einklemmung des Glaskörpers zu verhindern, in Anbetracht der Glaskörperstränge eine breite prophylaktische Kryoapplikation anzulegen und möglicherweise eine lokalisierte Indentation anzubringen.

Für die vorderen Abschnitte kann man 4 Folgerungen ziehen:

Die erste ist, daß man eine ausreichende Glaskörpermenge resezieren muß, um eine sorgfältige Reinigung der Vorderkammer ausführen zu können. Das Ausmaß, wieviel man womöglich mit Unterstützung austreten lassen muß, verändert sich mit jedem einzelnen Fall: Allein der Zustand des Auges im Verlauf des Eingriffs erlaubt es, die Menge einzuschätzen. Sicher ist, daß die Schwere dieser Glaskörperverluste ungeachtet der Art des Eingriffs keinesfalls an die verlorene Glaskörpermenge gebunden ist, sondern an das Verbleiben von Glaskörper in den vorderen Abschnitten.

Die zweite Folgerung ist, daß diese Glaskörperprolapse, je nach Art des Eingriffs, in welchem sie auftreten, selten, sehr selten oder sogar ausnahmsweise vorkommen; daß die Folgen dieses Zwischenfalles gewöhnlich schwerwiegend, sehr schwerwiegend oder sogar katastrophalen Ausmaßes für das Auge sind; und daß man deshalb unter diesen Bedingungen nicht den geringsten Skrupel haben sollte, so viel wie notwendig von Glaskörper und Iris zu resezieren. Man ist bestrebt, insgesamt ein anatomisch perfektes Ergebnis zu erhalten: Die Iris soll von der Hornhaut durch eine Luftblase getrennt sein, der Glaskörper sich hinter der Iris befinden. Jede Handhabung ist gut, welche diesem Zwecke dient.

Die dritte Folgerung lautet, daß keine dieser chirurgischen Maßnahmen eine Chance hat, zu einem guten Resultat zu gelangen, wenn man nicht überdies eine perfekte Dichtigkeit der Naht erhält, ob es sich nun um eine gezielte Inzision oder um eine Wunde handelt. Nur um diesen Preis lassen sich die sekundären Vorderkammerabflachungen vermeiden, ebenso treten nur so die pathologischen Anlagerungen der Iris an die Hornhaut, des Glaskörpers an die Iris und des Glaskörpers an die Hornhaut nicht auf; übrigens wird der Augeninnendruck bei Beendigung des Eingriffes durch ein einfach herzustellendes Produkt wie physiologische Kochsalzlösung oder durch Hyaluronsäure auf seinen normalen Wert gebracht.

Es ist die vierte Folgerung, daß selbst nach erwünschtem Ergebnis auf dem Operationstisch und auch nach günstiger postoperativer Entwicklung (Iris in normaler Lage, offener Kammerwinkel, Hornhaut und Druck regelrecht) eine letzte Hypothek auf diesen

Bulbi lastet: Das ist die Gefahr der Traktion an der Retina durch Glaskörperstränge; diese Gefahr ist umso größer, als bereits vor dem Eingriff Netzhautläsionen bestanden, und sobald dieses möglich wird, ist es unerläßlich, sie aufzusuchen und zu behandeln. Die prophylaktische Versorgung degenerativer Netzhautveränderungen in der Peripherie ist unserer Meinung nach die notwendige Ergänzung von Eingriffen, welche durch Glaskörperprolaps kompliziert wurden, selbst wenn dieser gut behandelt ist; man muß die Untersuchung der Netzhautperipherie überdies wiederholen, und wenn ein Strang auftritt, eine ausgedehnte chorioretinale Narbe schaffen.

Eine definierte chirurgische Haltung gegenüber Glaskörperprolapsen und eine minutiöse Überwachung des Kammerwinkels und der Netzhautperipherie erlauben, die traurigen Folgen von Glaskörperverlusten im Rahmen der regulären Chirurgie in Grenzen zu halten.

2. Gezieltes Angehen des Glaskörpers

Erst seit kurzer Zeit operieren die Augenärzte am Glaskörper. Zuvor befand man sich in einer Sackgasse: Wenn der Verlust der Sehschärfe eines Auges durch eine dauerhafte Veränderung des Corpus vitreum hervorgerufen war, führte die Furcht des Ihn-Angehens zur chirurgischen Abstinenz, während das Dogma dieser letzteren die Auffassung unterhielt, daß es bei einem kranken Glaskörper keine Möglichkeit des Eingreifens gab. Heutzutage erlauben uns die Fortschritte der Chirurgie und der Anästhesie ebenso wie unsere besseren Kenntnisse der physio-pathologischen Mechanismen einzugreifen.

Bei einigen Patienten mit katastrophalem okulären Zustand kann man sich sagen, da nichts mehr zu verlieren ist, wird es zulässig, sie zu operieren, sobald die Erfolgschancen nicht gleich Null sind. Aber für immer zahlreichere Patienten wird die Glaskörperchirurgie von Tag zu Tag weniger illusorisch: In der Tat ist sie nunmehr begründet und ruht auf solider physio-pathologischer Basis.

Diese Chirurgie entfernt sich von derjenigen, welche sich den Ophthalmologen durch einen unvermuteten, im Verlauf einer regelrechten Operation auftretenden Glaskörperprolaps aufzwingt; die Prinzipien bleiben die gleichen, aber die Operationshandlung spielt sich in einem vollständig anderen Klima ab; man tritt dem Glaskörper entgegen, man weiß, daß ein Glaskörperverlust eintreten wird, man ruft ihn hervor, sucht ihn oft, erreicht ihn manchmal schwierig, und das schafft eine besondere geistige Einstellung.

Die Ziele dieser direkten Glaskörperchirurgie sind zahlreich und werden entsprechend den Operationsindikationen im einzelnen dargestellt. Man kann sie immerhin in drei Gruppen einteilen: Die erste besteht aus allen Eingriffen, in deren Verlauf man Glaskörper dort resezieren oder entfernen möchte, wo er nicht sein sollte: Dies ist zum Beispiel der Fall bei hyaloideo-kornealen Adhärenzen, bei manchen Pupillarblöcken mit einer Glaskörperhernie in der Pupillenöffnung oder bei in Narben eingeschlossenem Glaskörper; die zweite Gruppe ist diejenige mit derart getrübten Glaskörpern, daß sie die Sehfunktion stark behindern: Man muß sie durch eine durchsichtige Substanz ersetzen; in der dritten Gruppe endlich befindet sich der Glaskörper an seiner Stelle, ist klar, aber beherbergt lokale Anomalien (Fremdkörper, intravitreale oder sonstige Stränge), welche man entfernen oder durchschneiden möchte.

Es gibt zwei Zugangswege: *Den vorderen* und den *hinteren Zugang*. Der erstere wird wird gewöhnlich nur bei Aphaken benutzt; dennoch ist er in einigen Fällen der einzig gangbare, und man soll dann nicht zögern, auch eine klare, an ihrem Ort befindliche

Linse zu extrahieren. Der hintere Zugangsweg ist bei allen Patienten möglich, aber die Grenzen seiner Möglichkeit sind bei gewissen Veränderungen schnell erreicht.

Außer den Zugangswegen bestehen gemeinsame Vorsichtsmaßnahmen und Gebote. Wir werden sie in einem ersten Teil betrachten, bevor wir im zweiten die Indikationen der Glaskörperchirurgie und ihre technischen Besonderheiten besprechen.

2.1. Allgemeine Technik

2.1.1. Anästhesie

Es besteht die Möglichkeit, in lokaler Betäubung einen Glaskörpereingriff vorzunehmen, aber die Allgemeinnarkose ist immer vorzuziehen. Und das hier nicht aus Furcht vor einem Glaskörperprolaps . . . sondern im Hinblick auf die Operationsbequemlichkeit: Die Immobilität des Patienten erlaubt es im besonderen, bei jeder seiner geringsten Bewegungen die Neuumstellung des Operationsmikroskops zu vermeiden.

2.1.2. Vorsicht gegenüber der Chorioretina

Äußere Einwirkung auf den Glaskörper (Punktion, Resektion oder intravitreale Manöver) bewirken manchmal seine ausgeprägte Zerrüttung, deren negativer Auswirkung auf vordere wie hintere Abschnitte man möglichst zuvorkommen sollte.

In den vorderen Abschnitten muß man den Glaskörper oder seinen Ersatz hinter dem Irisdiaphragma und die Iris von der Hornhaut entfernt halten; wir kommen nicht auf dieses Problem zurück.

Im hinteren Abschnitt gilt es, dem Auftreten einer Netzhautablösung vorzubeugen, welche durch Zug vorher bestehender Stränge oder durch solche hervorgerufen wird, welche sich im Verlauf eines postoperativen Reizzustandes neu gebildet haben, oder auch von Netzhautrissen ausgehen, die durch Anlegen des Zugangsweges entstanden sind. Man muß desgleichen intraokulare Hämorrhagien vermeiden, welche durch Bulbushypotonie oder durch die Verletzung großer Aderhautgefäße bei Inzision oder Punktion entstehen können (Abb. 92).

Wir halten es für die einzige Möglichkeit, der Netzhautablösung vorzubeugen, daß man eine breite chorioretinale Narbe schafft; und es erscheint uns als der einzige Weg, das Verletzen choriodaler Gefäße zu verhindern, indem man zuvor die Aderhaut zerstört. Es bleibt zu wiederholen, daß den größeren Glaskörpereingriffen jedenfalls unserer Meinung nach immer Eingriffe auf die Chorioretina vorangehen. Man weiß, daß latente degenerative Veränderungen (welche hinter einem trüben Glaskörper unmöglich zu erkennen sind) vor dem Äquator oder auf dessen Höhe liegen; die prophylaktische Maßnahme muß sich demnach auf die prääquatoriale und äquatoriale Netzhaut erstrecken. Sie wird zirkulär ausgeführt, da wir die meridionale Lokalisation der Anomalie nicht kennen.

Mit einem Abstand von nunmehr 5 Jahren können wir versichern, daß die breiten Kryoapplikationen, welche in einem Abstand von 8–16 mm vom Limbus (Abb. 93) um die gesamte Netzhautperipherie gelegt wurden, nicht gefährlich sind; sie erfolgen gewöhnlich zweizeitig, nur manchmal aus besonderen Gründen in einer Sitzung. Die

Kontrolle der Weißfärbung der Retina im Verlauf der Kryoapplikation bleibt fast immer möglich, sogar dann, wenn der Glaskörper eine dichte organisierte Blutung beherbergt. In der Peripherie ist tatsächlich die Dichte eines getrübten Glaskörpers schwach; zudem nähert die Indentation der Kryode die prääquatoriale Netzhaut der optischen Achse. Es handelt sich jedoch nicht immer um ein deutliches Weißwerden auf rosa Grund, sondern eher um eine leicht erkennbare Aufhellung in einer dunklen Zone.

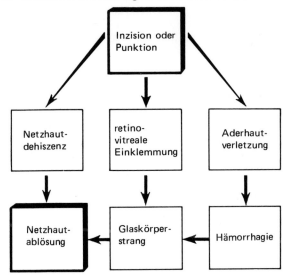

Abb. 92 Mechanismen, welche von der Punktion oder der sklero-chorioretinalen Inzision zur Netzhautablösung führen

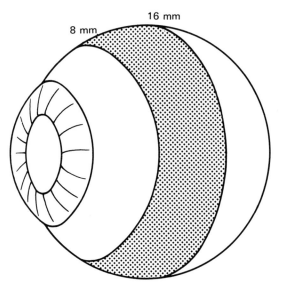

Abb. 93 Lokalisation der Kryoapplikation, welche einer Netzhautablösung und einer chorioidalen Blutung zuvorkommen soll

Diese zirkuläre Kryotherapie löst die Bildung einer festen chorioretinalen Narbe aus, welche in der Zone sitzt, in welcher Punktion oder sklero-choriodeo-retinale Inzision bei hinteren Glaskörperzugängen gewöhnlich ausgeführt werden, darüber hinaus hat sie eine Wirkung auf die chorioidalen Gefäße. Wenn man nämlich die Abkühlung unterbricht, sobald die Weißfärbung der Retina auftritt, erfolgt keine Destruktion der choriokapillären Aderhautschicht und die großen Gefäße bleiben durchgängig. Diese sind es aber, welche bluten, sobald sie verletzt werden; um dieses zu vermeiden, muß der Operationsplan des folgenden Eingriffs am Glaskörper vor der Kryoapplikation aufgestellt sein, welcher den genauen Ort der Perforation oder skleralen Inzision angibt; in diesen Regionen scheint es uns logisch, eine intensivere Kryoapplikation zu setzen: Man erzielt eine absichtliche Überdosierung, deren Konsequenz die lokalisierte Zerstörung der Schicht der großen Aderhautgefäße ist (Abb. 94). Natürlich ergibt sich dabei ebenfalls ein Anfrieren des Glaskörpers, welches eine möglicherweise schädliche retinovitreale Adhärenz verursachen kann. Aber zumal diese Überdosierungszone breit von einer solchen mit normal dosierten Kryoapplikationen umgeben ist und weil außerdem der Glaskörper kurze Zeit später seine Beschaffenheit stark verändert, halten wir das Risiko dieses Vorgehens für geringer als das Auftreten einer massiven intraokularen Blutung in der postoperativen Phase.

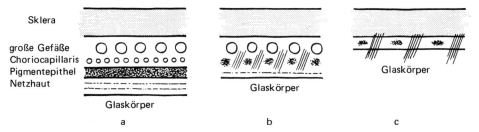

Abb. 94 Auswirkung der Kryoapplikation auf die normale Chorioretina (a); solide Retinopexie (b); Verschwinden der Aderhaut infolge einer an einem oder zwei ausgewählten Punkten überdosierten Kryopexie (c)

Demnach muß die Kryoapplikation zirkulär und bis 16 mm Limbusdistanz breit sein, um einer Netzhautablösung durch sekundäre Perforation bei Angehen des Glaskörpers auf hinterem Wege vorzubeugen; sie muß an ein oder zwei relativ weit vorn liegenden Punkten, an denen später die Inzision liegen soll, absichtlich über die optimale Zeit hinaus dosiert sein, um das Risiko einer Hämorrhagie durch vorhergehende Zerstörung aller Aderhautgefäße herabzusetzen.

Zusammenfassung

Es ist notwendig, Eingriffe am Glaskörper durch eine zirkuläre Kryoretinopexie im Abstand von 8 und 16 mm vom Limbus vorzubereiten. Dies verringert die Gefahr einer Netzhautablösung (Retinopexie) und einer Hämorrhagie an der Perforationsstelle (lokale Zerstörung der Aderhaut durch intensivere Kryoapplikationen).

2.1.3. Wahl des Zugangsweges

Einige Eingriffe können auf hinterem oder vorderem Zugangsweg ausgeführt werden, wenigstens theoretisch. Dies trifft für Glaskörperalterationen zu: Man kann Glaskörper genauso gut auf vorderem Wege „unter offenem Himmel" als auf hinterem mit einer großkalibrigen Nadel absaugen; desgleichen ist es genauso bequem, das Bulbusvolumen nach Verschluß der Hornhautwunde auf *vorderem Wege* zu ersetzen als auf *hinterem Wege*, wobei man dieselbe Nadel benutzt, welche zur Aspiration gedient hat.

In Wirklichkeit liegen die Dinge nicht so einfach und die Wahl des Zugangsweges hängt zum größten Teil vom Zustand des Glaskörpers ab. Ganz offensichtlich können manche Eingriffe nur auf vorderem Wege durchgeführt werden; dies ist der Fall bei einer Glaskörpereinklemmung in eine korneosklerale Narbe, bei der Extraktion einer nach hinten luxierten Linse oder bei Maßnahmen gegen eine Persistenz des primordialen Glaskörpers. Andere Eingriffe wiederum können theoretisch genauso gut auf vorderem als auf hinterem Wege erfolgen, aber in der Praxis ist der letztere oft unbrauchbar; tatsächlich hat uns die Physio-Pathologie gezeigt, daß die Arten der Glaskörperreaktion sehr unterschiedlich sind. In allen Fällen besteht eine Verflüssigung des Glaskörpers: Wenn dies die einzige Veränderung ist, liegen die Dinge sehr einfach; eine hintere Punktion reicht aus; man saugt beliebig viel Corpus vitreum ab und ersetzt ihn durch physiologische Kochsalzlösung; man kann sogar regelrechte „Glaskörperspülungen" vornehmen, bis die aus dem Auge fließende Flüssigkeit klar ist.

Unglücklicherweise geht mit einer Verflüssigung des Glaskörpers meistens eine entzündliche und proliferative Reaktion einher, welche zur Ausbildung eines ganzen Systems von Strängen und Scheidewänden führt. In diesem Fall ist es auf vorderem Wege nicht möglich, eine ausreichende Freilegung der optischen Achse zu erreichen. Es gelingt manchmal, übrigens schon mit Mühe, einen Teil des Glaskörpers abzupunktieren; man aspiriert einige Tropfen degenerierten Glaskörpers, dann versiegt der Fluß, was man auch anstellt; dies entspricht der Auflagerung einer Glaskörpermembran auf die Nadelspitze; diese bildet ein Klappenventil, und bei derart verschlossenem Ventil ist kein Abfluß mehr möglich (Abb. 95). Es ist illusorisch, eine Glaskörpertasche nach der anderen leeren zu wollen, denn es bestehen zu viele Membranen: Man muß in der Lage sein, den vorderen Weg zu Hilfe nehmen zu können.

In anderen Fällen besteht im gesamten zentralen Bereich eine ausreichende Glaskörperverflüssigung; man entnimmt ohne Schwierigkeit auf hinterem Wege eine beträchtliche Menge intraokularer Flüssigkeit, welche man durch physiologische Kochsalzlösung ersetzt, und der postoperative Verlauf ist einfach; unglücklicherweise ist das optische Ergebnis nicht das errechnete, selbst, wenn die Linse klar ist oder fehlt; das kommt durch das Vorhandensein von neuformierten intravitrealen Membranen, welche im vorderen Abschnitt des Glaskörpers entstanden sind, hinter der Mbr. hyaloidea anterior und manchmal hinter einer zyklitischen Membran. Wohl hat man den ganzen Glaskörper ausgetauscht, aber vorne eine Reihe mehr oder weniger trüber Gebilde stehen lassen, welche ausreichen, das Operationsergebnis in Frage zu stellen (Abb. 96). Hier wiederum muß man auf vorderem Wege eingehen und notwendigenfalls die Linse extrahieren.

Es wäre natürlich wünschenswert, die Auswahl des besten Eingriffes vor dessen Ausführung wählen zu können, und besonders zu wissen, ob der hintere Weg ausreicht oder ob man den vorderen Zugang benutzen muß; diese Notwendigkeit überwiegt, wenn der Patient nicht aphak ist, denn in diesem Falle bedeutet ein Angehen des Glaskörpers auf vorderem Wege zugleich die Extraktion einer manchmal noch klaren Linse, was besondere Probleme aufwirft.

128 Glaskörperchirurgie

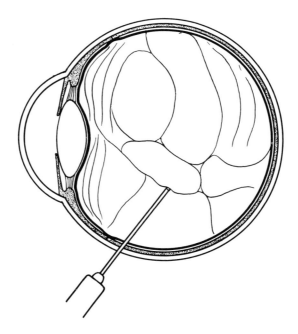

Abb. 95 Intravitreale Membran, welche ein Klappenventil bildet: Der vordere Weg wird notwendig

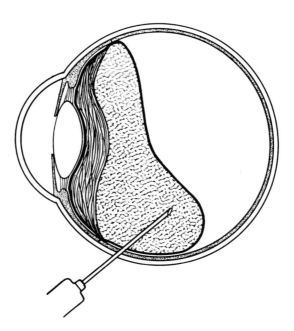

Abb. 96 Bei Eingang auf hinterem Wege keinerlei Einwirkung auf die vorderen Membranen: Der vordere Weg wird notwendig

Vor einem möglicherweise nutzlosen Angehen auf hinterem Wege nimmt man die *Ultrasonographie* zu Hilfe; in den Händen eines qualifizierten Echographisten ermöglicht diese Untersuchung die gewünschten Auskünfte. An einem verflüssigten Glaskörper findet sich zwischen der Linsenhinterfläche und der Vorderfläche der Netzhaut keine Welle; so tritt auch bei einigen Glaskörperblutungen eine Homogenisation des intravitrealen Blutes ein; man findet keine den Schall reflektierende Zwischenwand; demnach keine intermediären pathologischen Echos (Abb. 97). Im Gegensatz dazu bildet

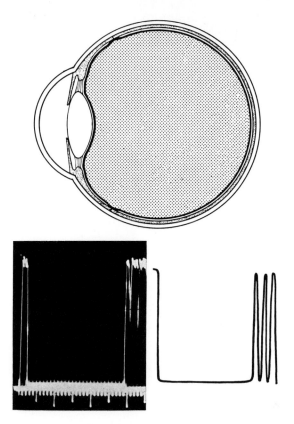

Abb. 97 Echographie einer Glaskörperhämorrhagie mit Verflüssigung des Gerinnsels (diese Abb. verdanken wir der Freundlichkeit des Professors agrégé *F. Rousselie*)

die Echographie bei bestehenden Blutgerinnseln (Abb. 98) oder intravitrealen Membranen (Abb. 99) diese ab, selbst, wenn sie der Hinterfläche der Linse aufliegt; jede Membran benimmt sich wie eine akustische Trennwand und zeichnet sich auf dem Kathodenschirm durch eine Welle ab. Diese intravitrealen Gebilde stellen manchmal in Zusammenhang mit einer Netzhautablösung schwierige differentialdiagnostische Probleme, welche der Echographist lösen muß. Natürlich, wenn man theoretisch die Emissionskraft vermindert, verschwinden die Glaskörperwellen, während diejenige der Netzhaut bestehen bleibt; aber wenn es sich um dichte Membranen handelt, erscheinen sie vom gleichen

130 Glaskörperchirurgie

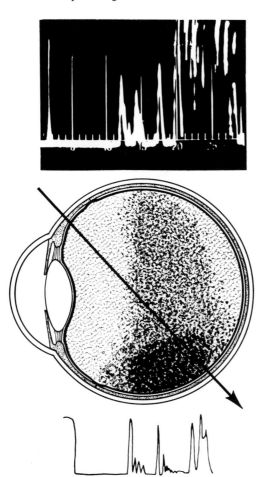

Abb. 98 Echographie einer Glaskörperblutung auf dem Wege der Organisation (Bild freundlicherweise überlassen von Herrn Professor agrégé F. Rousselie)

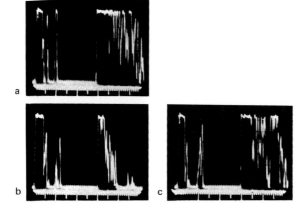

Abb. 99 Echographie rentrolentaler Membranen; oben normales Echogramm (Bilder freundlicherweise von Herrn Professor agrégé F. Rousselie überlassen)

Typ wie diejenigen der Netzhaut. Ein gutes Argument liefert die Gegenwart von mehreren hintereinander gehäuften Wellen: Sie beweist, daß es mehrere Membranen gibt, dennoch weiß man nicht, ob nicht die letzte von ihnen die Netzhaut ist . . . Ein deutlich gegenüber dem anderen Auge gesenkter Augeninnendruck erbringt im Falle einer Netzhautablösung auch ein wertvolles Argument.

Die Wahl des Zuganges ist demnach nicht so einfach, wie es zunächst erscheint; es empfiehlt sich vor einer Entscheidung, eine gewisse Reihe von Methoden zu Hilfe zu nehmen (und ganz besonders die Ultrasonographie), welche eine sorgfältige klinische Untersuchung ergänzen.

2.1.4. Technik des Zuganges auf vorderem Wege

Die Technik zunächst des vorderen Zugangsweges ist gut kodifiziert und bietet keine besondere Schwierigkeit, wenn gewisse Prinzipien eingehalten werden und man sich nicht davor fürchtet, im Glaskörper zu arbeiten. Zahlreiche anscheinend sehr verschiedene Eingriffe sind im Grunde dieselben; es scheint anfangs nichts Gemeinsames zu haben, aus einer Vorderkammer den Glaskörper zu entfernen, welcher sie möglicherweise im Verlauf einer Kataraktoperation angefüllt hat, und allen Glaskörper, weil er organisiert ist, aus dem Auge zu entfernen. Dennoch sind die operativen Leitregeln genau dieselben, und auch der Zustand, in welchem sich der Bulbus am Ende der Operation befindet, ist der gleiche; die Lage der Iris im Verhältnis zur Hornhaut und diejenige des Glaskörpers zur Iris sollten sich nicht unterscheiden, wenn man ein zufriedenstellendes postoperatives Ergebnis haben will.

2.1.4.1. Korneosklerale Inzision

Man muß zunächst, vor allem, wenn man im hinteren Abschnitt des Bulbus arbeitet, dafür sorgen, daß die Hornhautöffnung stabil bleibt; die erste Vorsorge ist es also, einen Flieringa-Ring aufzunähen. Es scheint uns, daß die einfache Ausführung ausreicht; wir suchen eine derartige Größe aus, daß er durch 4 Nähte auf der Sklera in Limbusnähe befestigt werden kann. Es ist unsere Gewohnheit, die Bindehaut am Limbus zirkulär abzulösen, um den Ring unter guten Bedingungen befestigen zu können und 4 Zügelnähte durch die Muskeln zu legen, um den Bulbus in die jeweils beste Lage zu bringen. Die Erfahrung zeigt, daß es unnötig ist, den Ring an Fäden aufzuhängen: Selbst wenn der Bulbus keinen Glaskörper mehr enthält, kollabiert er nicht, sobald er an seinem vorderen Abschnitt beringt ist. Die Inzision ist von der Art der geplanten Operation abhängig, in jedem Falle muß sie genügend groß sein, damit man mit offenem Einblick arbeiten kann, ein genügend großes Operationsfeld hat und die Instrumente ohne Schwierigkeit dahin bringen kann, wohin man möchte; praktisch soll sich die Inzision am Limbus über mindestens 200 Grad erstrecken.

2.1.4.2. Haltenähte

Danach legt man eine Haltenaht bei 12 Uhr in die Hornhautlefze und übergibt sie dem Assistenten, damit er die Cornea anheben kann. Um in Ruhe, bequem und unter guter Sicht arbeiten zu können, wird nur ein Faden in den Hornhautrand gelegt; unter gewissen Umständen kann es vorteilhaft sein, zwei Fäden anzubringen (einen bei 11 und einen bei 13 Uhr), was ein Anheben der Kornea ohne Abknicken bedeutet (Abb. 100).

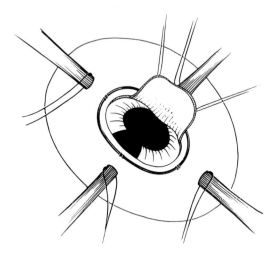

Abb. 100 Die Darstellung eines Zuganges zum Glaskörper auf vorderem Wege, Flieringa-Ring, 4 Zügelnähte, 2 Haltenähte an der über 200° eröffneten Hornhaut

2.1.4.3. Operationsmikroskop

Es folgt das Einstellen des Operationsmikroskops (welches manche bereits vor dem Schnitt plaziert haben). Während sein Gebrauch beim Auftreten einer Glaskörperkomplikation im Rahmen einer regulären Operation bereits wünschenswert ist, so wird es beim absichtlichen Angehen des Glaskörpers unentbehrlich: Das bequeme Erkennen feinster Glaskörperstränge bedeutet eine der Voraussetzungen zum Erfolg des Eingriffes. Das Mikroskop wird in eine derartige Neigung gebracht, daß man die Netzhaut direkt durch die korneosklerale Wunde sehen kann; gewöhnlich steht es in 45 Grad gegenüber dieser Inzision. Aus diesem Grunde erscheint es uns nicht unerläßlich, es vom Beginn des Eingriffs an zu nutzen; wenn man das tut, verändert man danach seine Einstellung, um einen guten Überblick über Glaskörper und Retina zu bekommen.

Die folgenden Ereignisse hängen von der Art des begonnenen Eingriffs ab, jedoch einige Prinzipien können bereits jetzt formuliert werden, soweit sie den Glaskörper betreffen.

2.1.4.4. Das Fassen des Glaskörpers

Hierzu wurden zahlreiche Techniken vorgeschlagen; sie bedienen sich im allgemeinen der Pinzetten und manchmal kleiner Kryoden, welche, indem sie den Glaskörper anfrieren, ein festes Fassen ermöglichen, so daß man an den Strängen ziehen kann. Alle diese Methoden, vor allem die Kryode, haben in unseren Augen einen gewissen Nachteil: Sie üben einen Zug aus, was man gerade vermeiden wollte. Deshalb halten wir den Gebrauch von synthetischen Schwämmchen für besser; durch sie erfolgt nur ein mäßiger Zug auf den Glaskörper; wenn dieser zu stark wird, löst sich in dem Maße, wie man den Schwamm vom Auge entfernt, der Glaskörper und kehrt in die Bulbushöhle zurück. Man ist demnach vor exzessiven Traktionen geschützt; aus diesem Grunde haben wir den Gebrauch der Kryode und der Pinzette zum Ergreifen der Glaskörperfasern verdammt (Abb. 101).

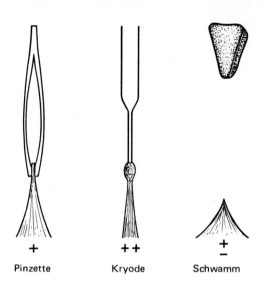

Abb. 101 Pinzette und Kryode ziehen am Glaskörper; dieser löst sich vom Schwamm ab einer gewissen Zugwirkung

Übrigens sollte man sich daran erinnern, daß der Glaskörper degeneriert ist und aus einer wasserähnlichen Flüssigkeit besteht; er kann offensichtlich nicht durch eine Pinzette oder eine Kryode aus dem Auge entfernt werden: Es ist hingegen sehr einfach, ihn mit Hilfe von Schwämmchen anzusaugen. Einer der zuerst auszuführenden Handgriffe ist es demnach, ein synthetisches Schwämmchen ganz sacht in die Bulbushöhle einzuführen; man sieht es sehr schnell aufquellen und sich vollständig mit Flüssigkeit anfüllen; man wiederholt dieses Vorgehen zwei- oder dreimal, und ohne die geringste Traktion auf den Glaskörper ausgeübt zu haben, findet sich dieser bereits zum großen Teil extrahiert; was bleibt, liegt vollständig hinten. Das Zurückweichen des Glaskörpers erlaubt es, die zuvor mit Flüssigkeit bedeckten Stränge und Membranen besser darzustellen; man sieht deutlich diese von der Peripherie gespannten Gebilde nach hinten ziehen. Dann kann man sie im nächsten Arbeitsgang exzidieren.

2.1.4.5. Glaskörperexzision

Die Vorsicht legt das Einhalten einer streng festgelegten Folge von Handhabungen nahe. Man heftet einen Strang mit einem Stückchen synthetischen Schwammes an, welches man mit der rechten Hand hält; sobald sich der Strang spannt, nimmt man ihn mit einer feinen Pinzette in die linke Hand, dann läßt man den Schwamm los, welchen der Assistent durch eine feine Schere ersetzt, mit welcher man den Strang durchtrennt. Es ist absolut wichtig, daß dieses Durchtrennen innerhalb der Bulbushöhle stattfinden soll, um auch die geringste Traktion zu vermeiden (Abb. 102). Derart werden alle pathologischen Gebilde nacheinander exzidiert, aber immer, das sei wiederholt, im Inneren des Glaskörperraumes.

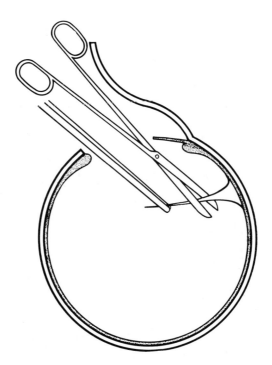

Abb. 102 Das Durchtrennen der Glaskörperstränge erfolgt im Inneren des Glaskörperraumes

Für diesen Operationsabschnitt sind kleine Instrumente notwendig. In gewissen Fällen (fibröse Stränge) müssen sie zugleich genügend solide sein, um ein festes Zugreifen zu ermöglichen. Diese Instrumentenausstattung hat jedoch keine Besonderheiten und rechtfertigt nicht die Plethora der Publikationen, welche diesem künstlichen Problem gewidmet werden.

Eine andere Vorsichtsmaßnahme gebietet, keinen Perfektionismus zu betreiben. Beim Glaskörper wie bei der Iris oder deren Resten muß man aufhören können und sich nicht zu nahe der Wand nähern. Im Verlaufe mehrerer Bemühungen, ein letztes Irisstück herauszunehmen, haben wir den Ziliarkörper berührt und eine Hämorrhagie mit unheilvollen Folgen hervorgerufen. Man muß sich demnach davon überzeugen, daß der Kammerwinkel frei ist, darf aber nicht zögern, gewisse Fragmente an Ort und Stelle zu lassen, wenn sie nicht besonders gefährlich erscheinen.

2.1.4.6. Naht der Inzision

Ungeachtet der Art des Eingriffes wird er immer in derselben Weise beendet. Zunächst und vor jeder Naht füllt man den Bulbus teilweise mit physiologischer Kochsalzlösung wieder auf oder mit Hyaluronsäure, damit das Auge ungefähr sein Volumen wieder erreiche; dann legt man zwei oder drei korneosklerale Nähte und knüpft sie; man injiziert erneut physiologische Kochsalzlösung und eine Luftblase, welche sich zwischen Iris und Hornhaut legt: Derart gibt man dem Bulbus seine ursprüngliche Form zurück und kann die Nähte korrekt anlegen, so daß die Wundränder einander genau entsprechen. Nachdem man einen Spatel durch den Kammerwinkel geführt hat, um möglicherweise eingeschlossene Fasern zu durchtrennen, beendet man die Operation durch die Reposition der Bindehaut und eine subkonjunktivale Injektion von Antibiotika und Kortikoiden.

Derart kann man die hauptsächlichen Prinzipien zusammenfassen, welche den vorderen Zugangsweg zum Glaskörper beherrschen. Ganz selbstverständlich reseziert man bei einer korneoskleralen Wunde mit Glaskörpereinklemmung die notwendige Menge an Corpus, um diesen hinter das Irisdiaphragma zurückzubringen: In diesem Falle vermeidet man es, einen Schwamm in das Augeninnere einzutauchen. Wenn es sich im Gegensatz dazu um das Anlegen einer Keratoplastik bei einem Aphaken oder um einen Eingriff bei Glaskörperveränderungen handelt, muß man soviel Glaskörper wie möglich entfernen, ihn in gewissen Fällen sogar vollständig extrahieren.

Zusammenfassung

Zur Vitrektomie auf vorderem Wege benötigt man einen großen und fixierten Zugang und ein Operationsmikroskop. Der verflüssigte Glaskörper wird zunächst durch einen synthetischen Schwamm abgesaugt, danach erfolgt die Durchschneidung der Stränge ohne Traktion im Inneren des Bulbus.

2.1.5. Technik des hinteren Zugangsweges

Die hinteren Zugangswege zum Glaskörper sind relativ zahlreich und lassen sich eigentlich in zwei Gruppen aufteilen, je nachdem, ob man skeral inzidiert oder sich mit einer einfachen Punktion zufrieden gibt.

2.1.5.1. Sklerale Inzision

Es handelt sich darum, eine sklero-chorioidale Inzision zu legen, welche hauptsächlich dazu dient, Instrumente in den Glaskörperraum einzubringen. Wenn man zuvor keine Retinopexie angelegt hat, läuft das Auge die zwei Gefahren der Netzhautablösung durch Rißbildung und Aderhautblutung; im anderen Fall sind diese Risiken fast nicht vorhanden und man schneidet nacheinander Sklera und Aderhaut mit dem Messer ein. Diese sklero-chorioidale Inzision muß in einer derartigen Größe angelegt werden, daß das Instrument ohne Schwierigkeit gerade in den Bulbus eindringen kann, um den Gewebeaustritt entlang der Wunde so weit wie möglich zu beschränken; tatsächlich ist es unerläßlich, und verschiedene Kunstgriffe erlauben es, den Bulbus bei normalem Tonus zu halten, und wenn es nur aus optischen Gründen sei (Sektion von Strängen z. B.); bei einem Zusammenfallen des Bulbus deformiert sich die Kornea, und der Einblick in den Augenhintergrund wird unmöglich.

In gewissen Fällen macht man indessen eine relativ lange Inzision von ungefähr 3 mm, durch welche eine Nadel mittleren Durchmessers eingeführt wird; man schafft derart einen absichtlichen Spielraum zwischen der Nadel und den Wundrändern, was bei gleichzeitiger Injektion unter Druck einer Flüssigkeit in das Auge einen Reflux des Augeninhaltes möglich macht (Abb. 103); durch dieses sehr einfache Verfahren kann man einige „Glaskörperspülungen" sehr viel wirksamer ausführen als durch ein reines Absaugen, welches durch nachfolgenden Flüssigkeitsersatz ergänzt wird. Andere Methoden erlauben es, von vorne herein derart vorzugehen, indem man Instrumente mit doppeltem Flüssigkeitsstrom verwendet oder auf der einen Seite eine Inzision und auf der anderen ein Knopfloch anlegt; man kann auch durch eine einzige Öffnung und eine einfache Spritze zu demselben Ergebnis gelangen, was leichter und weniger traumatisierend ist.

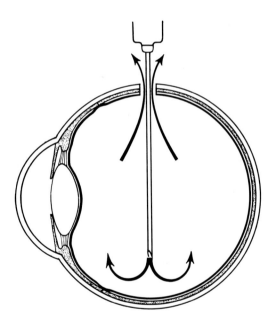

Abb. 103 Wenn der Durchmesser der Nadel kleiner ist als derjenige der Inzision, läßt die Injektion von Flüssigkeit der Nadel entlang den Glaskörperinhalt abfließen

Nach dem Eingriff wird der Skleraschnitt mit größter Sorge durch U-Nähte verschlossen; der Chirurg versichert sich, daß kein Glaskörper- oder episklerales Gewebe sich in die Wunde legt, was endgültig die Heilung verhindern würde; die beiden Wundränder müssen streng adaptiert und durch relativ weit auseinander liegende und mäßig angezogene Nähte versorgt werden, um eine Nekrose und Abstoßung des in der Naht komprimierten Sklerafragmentes zu verhindern.

2.1.5.2. Punktion mit der Nadel

Wenn man sich damit begnügt, eine Nadel in das Bulbusinnere einzubringen, sind die Vorsichtsmaßnahmen viel weniger umfassend. Handelt es sich um eine feine Nadel (und besonders bei dünner Sklera), kann sie auch ohne Sklerainzision leicht eindringen; aber wenn es sich um eine sehr grobe Nadel von etwa 1 bis 1,5 mm Durchmesser handelt, wie man sie zur Extraktion gewisser Glaskörper benutzt, empfiehlt es sich, vorher eine Sklerainzision zu legen, die nicht länger als 1 mm lang sein soll, damit die Nadel mit deutlicher Reibung eindringen kann: Dies ist eine unerläßliche Bedingung für das Ausbleiben eines Glaskörperverlustes entlang ihrer Wand.

Betreffs des Injektionsortes muß man an die Lokalisation der Arteria und des Nervus ciliares longi posteriores auf den Meridianen von 3 und 9 Uhr denken; man muß also jede Punktion in Höhe dieser Meridiane meiden. Man sollte sich ebenfalls daran erinnern, daß der Ort der Arterienbifurkation variabel ist: Wenn die Teilung manches Mal in „T"-Form fast in Limbuskontakt erfolgt, dann liegt sie bei anderen Augen wieder viel weiter hinten, und zwar in spitzem Winkel (Abb. 104). Wenn man zudem das Risiko vermeiden will, die A. ciliaris posterior anzureißen, darf man noch mehr als eine Linie, nämlich eine ganze Zone nicht angehen: Eine derartige Ungeschicklichkeit kann manchmal wegen der enormen intraokularen Blutung, welche sie hervorruft, katastrophal ausgehen.

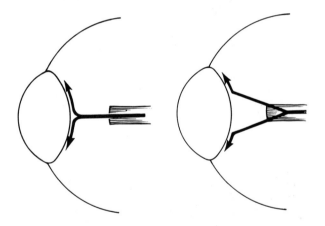

Abb. 104 Variationen im Bifurkationsort der A. ciliaris longa posterior

Zur Orientierung der Nadel muß man daran denken, daß sich die pathologischen Glaskörper, mit denen man zu tun hat, oft genug abgelöst haben und kollabiert sind; wenn man beispielsweise bei 6 Uhr mit einer sehr kurzen Nadel eine Punktion vornimmt, befindet man sich so gut wie sicher im Glaskörper selbst (Abb. 105 b). Umgekehrt, wenn man eine Punktion bei 12 Uhr vornimmt und die Nadel direkt nach hinten richtet, hat man alle Chancen, direkt in die Flüssigkeitshöhle zu gelangen, welche hinten über dem abgelösten und kollabierten Glaskörper sitzt (Abb. 105 a). Diese Erkenntnis bedingt den Erfolg des Eingriffs; tatsächlich kommt es oft vor, daß man in der Meinung ist, den Glaskörper zu punktieren oder auszutauschen, in Wirklichkeit aber nur die supra- und retrovitreale Flüssigkeit abgesaugt hat: Man ist über die Leichtigkeit erstaunt, mit welcher der „Glaskörper" in die Spritze fließt, aber die optischen Ergebnisse der Operation bleiben offensichtlich gleich Null.

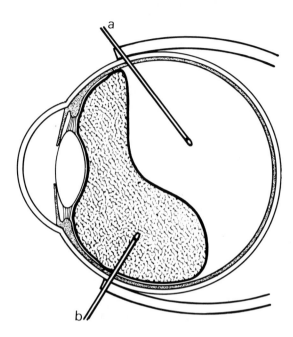

Abb. 105 In a liegt die Punktionsnadel hinter dem kollabierten Glaskörper: Man kann Kochsalz injizieren, ohne den Glaskörper zu berühren, aber man kann den erkrankten Glaskörper nicht absaugen. In b befindet man sich im Glaskörper, dies ist der Weg für eine Punktion zum Entfernen des Corpus vitreum

Wenn man umgekehrt den Glaskörper nicht verändern möchte, nämlich beispielsweise eine Netzhautablösung mit einer hinteren Glaskörperabhebung und deren Kollaps operiert, ist man bestrebt, die Injektion oben vorzunehmen und die Spritze nach hinten zu lenken: Das Ersatzprodukt wird in eine Höhle injiziert, welche nicht mehr dem Glaskörper, sondern bereits dem Kammerwasser angehört (Abb. 105 a); die auf die Injektion folgende Glaskörpertrübung wird demnach vermieden, obwohl man die gewünschte interne Tamponade ausgeführt hat.

Bezüglich des Verschlusses der Nadelperforationsstelle wurde bereits gesagt, daß man eine angelegte sklerale Inzision sorgfältig nähen muß. Bei einer einfachen Nadelperforation hängt die einzuschlagende Haltung vom Zustand der Sklera ab; wenn diese genügend dick ist, tritt eine Spontanretraktion durch die Gegenwart der elastischen Fasern ein (besonders in ihren vorderen Abschnitten). Jedoch oft genug hat man es mit dünnen und kranken Lederhäuten zu tun; darüber hinaus ist die Sklera hinter den Muskeln viel dünner als in ihren mittleren oder hinteren Abschnitten; deshalb ist es oft erforderlich, die Punktionsöffnung zu verschließen, wenn man nicht möchte, daß die injizierte Flüssigkeit wieder aus dem Bulbus abfließt. Es ist möglich, einen Faden intraskleral zu legen und ihn derart anzuziehen, daß eine kleine Tasche entsteht; dieses ruft jedoch eine Veränderung der Skleraform hervor, welche nicht immer wünschenswert erscheint. Wir halten es für die einfachste Technik, eine Nadel durch die Insertionssehne des M. rectus superior nahe seinem Ansatz zu führen; in dem Moment, in welchem man die Nadel zurückzieht, hält der Assistent einen erhitzten Schielhaken (oder Thermokauter) auf die Stelle, aus der man die Nadel zurückgezogen hat. Da man sorgsamerweise die Nadel durch die Ansatzsehne geführt hat, erfolgt die durch die Hitze hervorgerufene Retraktion nicht auf Kosten der Sklera, was die Gefahr einer Skleranekrose vermeidet, sondern auf Kosten des Sehnengewebes, was unbedeutend bleibt (Abb. 106). Derart schließt man einfach und ohne Gefahr die Punktionsöffnung im Falle einer dünnen Sklera.

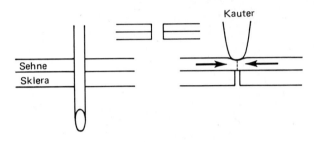

Abb. 106 Nach dem Zurückziehen der Nadel ruft man eine Retraktion der Sehnenfasern mit dem Thermokauter hervor, wodurch sich die Skleraöffnung ohne Risiko einer Skleranekrose verschließt

2.2. Indikationen

Jeden Tag gibt es mehr Gründe für einen chirurgischen Eingriff in den Glaskörper, da die durch die Technik gesetzten Grenzen unaufhaltsam zurückweichen; in der Tat gibt es wenige Eingriffe, welche sich noch nicht realisieren lassen. Es ist hier fast die gesamte Pathologie des Auges, die man besprechen müßte: Dies wird nicht geschehen. Wir werden versuchen, die Indikationen in große Familien einzuteilen, umso mehr, als für viele von ihnen die chirurgische Technik dieselbe ist, nur eben mehr oder weniger weit getrieben. Es handelt sich tatsächlich um dasselbe Vorgehen und um dieselben Handhabungen, die man benutzt, um die Einklemmung von Glaskörpersträngen in eine korneosklerale Wunde, die Anlagerung des Glaskörpers an die Hornhauthinterfläche, gewisse Formen des Pupillarblocks und, indem man viel weiter nach hinten geht, die groben Glaskörperorganisationen zu behandeln.

Wir werden uns also darauf beschränken, für jede Erkrankung die uns notwendig erscheinenden Besonderheiten aufzuzeigen; dabei wird so oft wie möglich auf bereits dargestellte Eingriffe verwiesen.

2.2.1. Kleine Membranen und Nachstare

Die klassischste Methode zur Behandlung der feinen Membranen und wenig dichten Sekundärkatarakte ist die Diszission. Früher mit dem Messer ausgeführt, nimmt man sie nunmehr mit Hilfe der Doppelkanüle vor, welche es bei einer fixierenden und einer arbeitenden Nadel erlaubt, eine weit bessere Dilazeration zu erzielen. Diese Technik bedingt obligatorisch einen Angriff des Glaskörpers, zumal er unmittelbar hinter der feinen Membran liegt; aus diesem Grunde sieht man bei der unmittelbaren Nachbehandlung sich die Vorderkammer (die manchmal im Augenblick des Einführens der beiden Nadeln völlig abgeflossen ist), plötzlich mit Glaskörper anfüllen: Dieses Phänomen läßt sich gut beobachten, wenn man die Diszission mit Hilfe des Operationsmikroskops vornimmt. Eine Glaskörperreaktion auf diesen Eingriff bleibt normalerweise aus, und die beobachteten Netzhautablösungen stehen wahrscheinlich mit den Netzhauttraktionen während der Diszission in Zusammenhang; dieses zeigt klar, wie in der Physio-Pathologie dargelegt, daß der direkt mit dem Kammerwasser zusammengebrachte Glaskörper sich nach dem Verschwinden der Mbr. hyaloidea verdünnt und schnell zersetzt. Diese Entwicklung erklärt die im normalen Verlauf fehlende Hornhautkomplikation.

Bei anderen Patienten ist die Membran oder Sekundärkatarakt zu dicht und läßt sich nicht diszidieren; man ist demnach gezwungen, eine Operation am geöffneten Bulbus vorzunehmen, um alle Linsenreste zu entfernen. Dies bietet keine besonderen Schwierigkeiten, aber wir halten es für nützlich, hier eher als sonstwo Alphachymotrypsin zu injizieren, um die Kapsel aus ihren äquatorialen Insertionen zu befreien. Anschließend lassen sich Kapsel und Linsenmassen durch eine verlängerte und vorsichtige Vorderkammerspülung entfernen. Die Sekundärkatarakte stellen gerade bei jungen Patienten ein Problem dar, wo sie häufig zu treffen sind, da es sich meist um traumatische Linsentrübungen handelt: Das Ligamentum Wieger ist noch nicht resorbiert, und demnach können Schwierigkeiten auftreten. Es ist am einfachsten, die Massen durch Spülung auszuwaschen und danach sehr vorsichtig den Kern zu entfernen. Bei noch bestehender Adhärenz kann man versuchen, diese progressiv zu zerreißen, jedoch gelingt dies nicht immer. In diesem Falle ist entweder das Kapselfragment nicht trüb und man exzidiert soviel wie möglich und beläßt den zentralen Teil; oder der zentrale Linsenrest stört die Sehschärfe, und man muß ihn entfernen; man zerschneidet ihn mit der Schere, was wohlgemerkt die Mbr. hyaloidea anterior öffnet, und ruft damit einen Glaskörpervorfall hervor, der nach den üblichen Prinzipien behandelt wird.

Zusammenfassung

Im Falle feiner Membranen reicht die einfache Diszission; der Glaskörper verdünnt sich ohne Folgen in der Vorderkammer. Im Falle einer Sekundärkatarakt muß man diese bei Bedarf mit gleichzeitiger Vitrektomie herausschneiden.

2.2.2. Pupillarblock

Es handelt sich hier nicht darum, alle Behandlungsmethoden des Pupillarblocks zu besprechen. Es werden weder Prophylaxe noch medikamentöse Behandlungsweisen wie z. B. die untere periphere Iridektomie erörtert, welche den Glaskörper nicht betreffen. Wir möchten einfach diejenigen Glaskörpereingriffe erwähnen, welche den Pupillarblock aufheben können.

Dieser ist mechanischen oder inflammatorischen Ursprungs und durch die Verstopfung aller Öffnungen bedingt, welche eine Verbindung zwischen hinterer und vorderer Kammer herstellen. Daraus folgt eine Ansammlung von Kammerwasser hinter dem Irisdiaphragma, sei es zwischen der Mbr. hyaloidea anterior und der Iris oder hinter der Glaskörperbasis zwischen der Mbr. hyaloidea posterior und der Netzhautwand. Dieses letztere stellt übrigens ein bisher ungelöstes physio-pathologisches Problem dar; in der Tat weiß man, daß die Glaskörperbasis fest mit der Retina verankert ist, und zwar derart, daß man sie nicht lösen kann, ohne letztere zu zerreißen: Es ist schwer zu verstehen, wie das Kammerwasser, das nach klassischem Schema entlang der Netzhautwand nach hinten läuft, dieses Hindernis der Glaskörperbasis übersteigen sollte. Wenn man einigen modernen Autoren folgt, muß man sich vorstellen, daß das Kammerwasser nach und nach die Mbr. hyaloidea anterior, den Glaskörper und die Mbr. hyaloidea posterior durchquert. Nun denn, warum kann es den Glaskörper nicht in umgekehrter Richtung durchlaufen?

Die erste, einfach anzuwendende *Methode* ist die Diszision der Mbr. hyaloidea anterior (Abb. 107). Sie erlaubt es dem eigentlichen Glaskörper, nach vorne zu fließen; er stellt die Vorderkammer wieder her, und zwar ohne besondere Gefahr für die Hornhaut, weil er sich mit Kammerwasser vermischt; dann kann durch die Wiederherstellung der Vorderkammer die erneute Funktion des Flüssigkeitstromes im Auge wieder in Gang kommen. Im Grunde ist diese Diszision unlogisch genug, denn sie eröffnet lediglich die Mbr. hyaloidea anterior und bringt nur den Inhalt des Glaskörpersacks (der gewöhnlich zusammengefallen ist) mit der Vorderkammer in Verbindung; es gibt demzufolge keine Auswirkung auf das hinter der Iris oder hinter der Glaskörperbasis angesammelte Wasser; letzteres füllt sich sogar nach Punktion wieder auf.

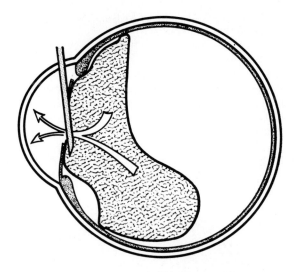

Abb. 107 Diszision der Mbr. hyaloidea anterior im Falle eines Pupillarblocks. Dieser Eingriff drainiert nicht das hinter der Irisebene liegende Kammerwasser

Deshalb haben manche Autoren *sehr viel logischere Methoden* vorgeschlagen, welche darin bestehen, beide Hyaloidea-Blätter, das hintere und das vordere, zu spalten: Man führt ein Messer am Limbus ein, richtet es dann frei nach hinten, um zunächst die Mbr. hyaloidea anterior und danach die Mbr. hyaloidea posterior zu durchtrennen und auf diese Weise dem hinter dem Glaskörper angesammelten Kammerwasser einen Weg zu bahnen (Abb. 108). Dieser Eingriff erscheint zunächst gefährlich, denn er birgt die Gefahr, mit der Messerspitze die Retina zu verletzen, wird aber durch die hintere Abhebung mit Kollaps erleichtert: Die Mbr. hyaloidea posterior befindet sich tatsächlich der Mbr. hyaloidea anterior sehr nahe, etwa 1/2 oder maximal einen Zentimeter entfernt. Dieses Verfahren, welches gute Ergebnisse bringt, wird indessen wenig angewendet.

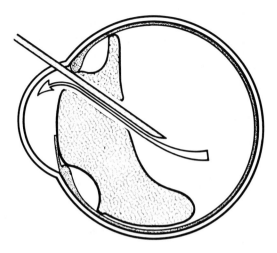

Abb. 108 Diszision von Mbr. hyaloidea anterior und posterior. Das hinter dem Glaskörper angesammelte Kammerwasser läuft in die Vorderkammer

Bei einigen Operierten bleibt jedoch die Wirksamkeit der doppelten Transfixion der Mbrr. hyaloideae vorübergehend; möglicherweise entsteht das Rezidiv des Blocks durch den entzündlich bedingten Verschluß der in die Mbrr. hyaloideae geritzten Öffnungen; man weiß, daß sich nach einem Glaskörperprolaps fast immer und ziemlich schnell eine Mbr. neohyaloidea bildet; wahrscheinlich tritt dieser gleiche Prozeß auch nach dem Eröffnen der Mbr. hyaloidea ein. Man wird dann zu einem Eingriff gezwungen, der darin besteht, den oberen Anteil des kollabierten Glaskörpers zu entfernen (Abb. 109). Vervollständigt wird die Operation durch die gewöhnlichen Maßnahmen: Totale Iridektomie, untere

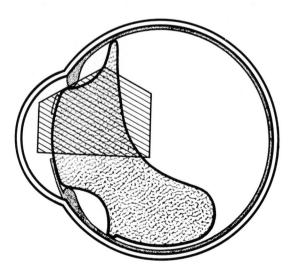

Abb. 109 Ausmaß der notwendigen Resektion (Iris und Glaskörper) im Falle eines Pupillarblocks nach dem Versagen anderer Methoden

Sphinkterotomie, sorgfältige Reinigung der Vorderkammer, dichten Nahtverschluß und Wiederherstellung des Bulbusvolumens. Man verhindert damit definitiv den Pupillarblock, denn eine große Iridektomie und die Glaskörperexzision bringen die hintere und die vordere Kammer miteinander in Verbindung.

Zusammenfassung

Die Maßnahmen am Glaskörper im Falle eines Pupillarblocks sind in der Reihenfolge zunehmenden Ausmaßes: Die Diszision der Mbr. hyaloidea anterior, die Diszision beider Mbrr. hyaloideae und die Vitrektomie mit segmentförmiger Iridektomie.

2.2.3. Malignes Glaukom

Die Schwierigkeiten, mit denen man im Falle eines malignen Glaukoms kämpft, lassen sich in etwa mit den gerade besprochenen vergleichen. Auf physio-pathologischer Ebene findet man sich erneut einer Anhäufung von Kammerwasser hinter der Iris und hinter der Glaskörperbasis gegenüber. Es sei daran erinnert, daß die Patienten im Verlaufe dieses Zwischenfalles noch im Besitz ihrer Linse sind.

Zahlreiche Behandlungsmethoden, vor allem medikamentöser Art, wurden vorgeschlagen, welche die Gabe von Mydriatika und allgemein den Augeninnendruck senkenden Mitteln wie Azetazolamid oder Mannit miteinander verbinden. Bei einer gewissen Zahl der Fälle erhält man ein zufriedenstellendes Ergebnis, aber manchmal stellt sich die Hypertonie nach Beendigung der Medikation wieder ein. Man muß dementsprechend auf chirurgische Maßnahmen zurückgreifen.

Je nach der Lage der Dinge kann man nacheinander folgende drei Techniken anwenden: Punktion der hinter dem Glaskörper angesammelten Flüssigkeit, Linsenextraktion und absichtliches Einreißen einer oder zweier Mbrr. hyaloideae, vorzugsweise in Kombination mit einer Vitrektomie.

Die Punktion ist in jedem Fall der erste Operationsabschnitt. Man nimmt sie auf hinterem Wege vor, bei 12 Uhr und gering hinter der Ora; man richtet die Nadel nach hinten und ein wenig nach unten, um in die Zone des abgehobenen Glaskörpers zu gelangen; man kann derart 2 bis 2,5 ml Kammerwasser absaugen. Danach findet sich eine deutliche Hypotonie des Bulbus, und man kann diesen Umstand ausnutzen, um eine Luftblase in die Vorderkammer zu injizieren. In einer gewissen Anzahl von Fällen beschränkt sich die Operation hierauf, denn man hat den Kammerwinkel wieder eröffnet und die Bahnen der Kammerwasserzirkulation befreit.

In anderen Fällen ist die Punktion allein unzureichend. Manchmal löst sich die Iris unmittelbar noch auf dem Operationstisch nicht von der Hornhautperipherie (selbst wenn sie zentral durch eine Luftblase abgehoben liegt); dann vervollständigt man die Operation durch die Linsenextraktion und einen möglichen Eingriff an den Mbrr. hyaloideae, wie es Abb. 110 darstellt. Bei anderen Operierten steigt der Druck in den folgenden Tagen an, und die Vorderkammer flacht sich in dem Maße ab, wie die Luftblase verschwindet; man muß erneut eingreifen: Hintere Punktion, Öffnen der Vorderkammer und Linsenextraktion; danach kann man die Mbr. hyaloidea anterior und ihre Vorwölbung beobachten.

Wenn diese nach vorne konkav ist (Abb. 111a), kann man sie unberührt lassen, den korneoskleralen Schnitt schließen, eine Luftblase einbringen und hoffen, daß das Kammerwasser erneut normal zirkuliert. Wenn im Gegensatz dazu der Glaskörper stark nach vorne drängt und sich die Mbr. hyaloidea nach vorn wölbt (Abb. 111b), ist man sicher, daß unmittelbar nach Verschluß der Wunde sich der Glaskörper an die Hornhaut an-

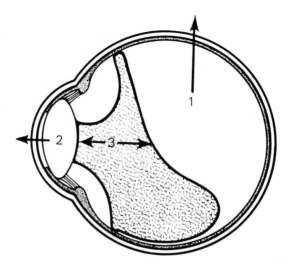

Abb. 110 Bei einem malignen Glaukom werden nacheinander drei chirurgische Maßnahmen ausgeführt, und zwar in der Reihenfolge ihrer jeweiligen Wirksamkeit: 1. Punktion des hinter dem Glaskörper befindlichen Kammerwassers; 2. Linsenextraktion; 3. Diszission der beiden Mbrr. hyaloideae

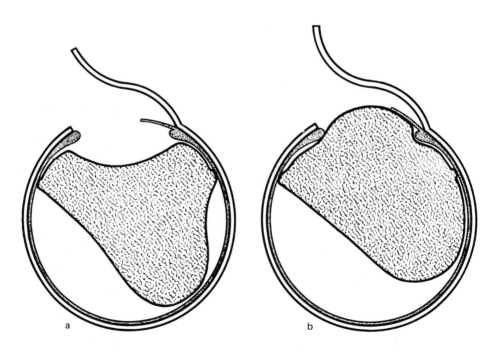

Abb. 111 In a ist die Mbr. hyaloidea nach vorne konkav. In b wölbt sie sich stark vor: Man muß eine Vitrektomie mit Resektion beider Mbrr. hyaloideae ausführen

lagern und den Kammerwinkel verschließen wird. Ohne weitere Maßnahme die Nähte anzuziehen, wäre ein schwerer Irrtum, denn man muß den Glaskörper angehen. Man könnte sich damit zufrieden geben, beide Mbrr. hyaloideae durch eine Transfixion zu durchtrennen, aber ideal wäre eine totale Vitrektomie, um dem Kammerwasser definitiv den Weg zu öffnen. Es hat sich herausgestellt, daß sich die Gefahr eines Pupillarblocks in Abwesenheit von Glaskörper beträchtlich verringert.

In jedem Falle ist es vorrangig, sich ungeachtet der Art der ausgeführten Operation vor Augen zu halten, daß es sich hierbei um Glaukom-Kranke handelt; das Auftreten eines malignen Glaukoms ist ein sehr bedauerliches Ereignis, welches jedoch das Trabekulum in keiner Weise verändert, nur dessen Bedingungen verschlimmert. Das maligne Glaukom hat das Anlegen einer antiglaukomatösen Fistel kompliziert; wenn diese Fistel sich nicht realisiert findet, wird die präoperative Hypertonie, welche zum Eingreifen Anlaß gab, wieder auftreten. Es ist demnach notwendig, dem Kammerwasser einen Ausweg zu verschaffen; wir verweisen bezüglich des durch das Vorhandensein von Glaskörper bestehende Problem auf das Kapitel, welches den kombinierten Eingriffen gegen Katarakt und Glaukom gewidmet ist (s. S. 100).

Zusammenfassung

Die Maßnahmen am Glaskörper im Falle eines malignen Glaukoms sind in der Reihenfolge wachsender Bedeutung: Punktion des Kammerwassers, welches sich hinter dem Glaskörper befindet, Linsenextraktion, Transfixion einer oder beider Mbrr. hyaloideae, Vitrektomie mit totaler Iridektomie.

2.2.4. Hyaloideo-korneale Adhäsion

Die hyaloideo-korneale Adhäsion ist eine seltene Komplikation; es gibt deren zwei Typen, je nach der Art der Iridektomie, die bei der Linsenextraktion angelegt wurde.

Im Falle einer zu großen totalen Iridektomie tritt oft genug ein Vortreten des Glaskörpers ein, der sich an den oberen Hornhautanteil legt; gewöhnlich handelt es sich um eine lokalisierte, vorübergehende Anheftung, die nur ausnahmsweise mit einem Pupillarblock einhergeht und deren Auswirkung auf den Visus gleich Null bleibt, zumal sie sich in einigem Abstand vom Hornhautzentrum befindet. Bei sehr wenigen Operierten kommt es zu einem zentralen Kontakt; dieser löst sich im allgemeinen bei der Anwendung von Mitteln, welche den Glaskörperdruck senken, und von Miotika; tatsächlich hält nichts den Glaskörper zurück.

Im Falle einer peripheren Iridektomie gleitet der Glaskörper durch die Pupillenöffnung und läßt sich dort strangulieren; in der Vorderkammer bildet sich ein großer Glaskörperstopfen; er erreicht die Hornhauthinterfläche umso eher, als ein gewisser Grad von Blockierung besteht. Letzter tritt häufig genug auf, denn die Gegenwart von Glaskörper in der Pupillenöffnung und der Vorderkammer ruft eine entzündliche Reaktion hervor, welche sich das Corpus zunehmend an die Ränder der Iridektomie oben und an den Pupillarsaum zentral anheften läßt. Das Kammerwasser sammelt sich hinter der Iris, welche nach vorne geschoben wird: Die Iris drängt ihrerseits den Glaskörperstopfen gegen die Hinterwand der Hornhaut. Man muß unbedingt handeln, um das Entstehen einer Dystrophia endoepithelialis bullosa zu verhindern; hier werden nur die chirurgischen Möglichkeiten besprochen.

Die erste besteht in der Punktion des jenseits der hinteren Glaskörperabhebung liegenden Kammerwassers; man nutzt die eingetretene Hypotonie dazu aus, Luft in die Vorderkammer zu injizieren.

146 Glaskörperchirurgie

In einer gewissen Anzahl von Fällen und unter der Bedingung, daß sich die Pupille gut erweitern ließ, gelingt es einem, den Glaskörper hinter die Iris zu drängen, welche man danach durch Miotika eng stellt. Aber diese Methode bringt nicht immer die errechneten Ergebnisse.

Ein anderes, kürzlich beschriebenes *Verfahren* nimmt die Kryotherapie zu Hilfe. Man weiß, daß nach dem Anfrieren des Hornhautendothels dessen Zellen sterben und gegen die 5. Stunde abschilfern. Unter der Voraussetzung, daß die Adhäsion zwischen den Endothelzellen und dem Glaskörper stattgefunden hat, kann man sie durch Anfrieren des Endothels lösen: Letzteres desquamiert, was es dem Glaskörper ermöglicht, sich zu retrahieren (Abb. 112). Diese Technik ist nur unter zwei Bedingungen anwendbar: Die erste ist, daß keine Adhärenz zwischen dem Pupillarsaum und dem Glaskörper besteht (in welchem Fall der Glaskörper nicht zurückweichen kann); die zweite, daß die Adhärenz mit der Hornhaut nicht zu alt sein soll: Tatsächlich ist das Endothelium nach einer gewissen Bestehungszeit verschwunden und kann dann offensichtlich nicht mehr abschilfern. Wie dem auch sei, und selbst, wenn man eine gute Indikation findet, widerstreben wir dieser Methode. In Wirklichkeit haben Experimente gezeigt, daß ein gefrorenes Endothel nicht genügend regeneriert, daß es Zellanomalien vom synzytialen Typ bildet und daß es seine Funktionen nicht mehr ausreichend erfüllt. Das Anfrieren des Endothels, besonders über eine relativ große Oberfläche, bietet das Risiko, zu einer definitiven zentralen Hornhauttrübung zu führen.

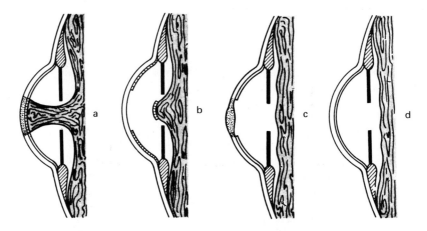

Abb. 112 Mechanismen der Kryolyse im Falle einer hyaloideo-kornealen Adhärenz. (In: *P. G. Moreau* und *J. Haut:* Cryo-Ophthalmologie. Ber. der franz. Ges. f. Augenheilk. Masson und Co. 1971.) Das Anfrieren des Endotheliums zerstört die Zellen, an welchen der Glaskörper anhängt. Theoretisch vernarbt die Hornhaut nach einer Ödem-Phase

Die dritte Technik besteht darin, den zwischen Iris und Hornhauthinterfläche eingefangenen Stopfen mit doppelter Nadel zu diszidieren. Dies ist ein Eingriff, bei welchem man nicht genötigt ist, die Vorderkammer breit zu öffnen. Der diszidierte Glaskörper mischt sich schnell mit dem Kammerwasser, und das Ergebnis ist für gewöhnlich gut. Es ist wünschenswert, den Eingriff mit der Injektion einer Luftblase in die Vorderkammer zu beenden.

Diese Operation ist nicht immer ausreichend, besonders, wenn eine solide, oft entzündliche Adhärenz zwischen Iris und Glaskörper besteht; in diesem Fall erfordert die chirurgische Technik eine Öffnung der Vorderkammer und die gleichzeitige Resektion von Iris und Glaskörper; man legt also eine große totale Iridektomie an und nimmt eine großzügige Vitrektomie vor. Die Operation wird durch eine sorgfältige Vorderkammertoilette beendet (s. S. 95).

Wenn endlich die vitreokorneale Adhärenz alt ist, macht man die Vitrektomie auf vorderem Wege gleichzeitig mit der bei entsprechendem Hornhautbefund notwendigen Keratoplastik (s. S. 148).

Zusammenfassung

Die Glaskörpereingriffe im Falle einer hyaloideo-kornealen Adhärenz sind in der Reihenfolge wachsender Bedeutung: Entleerung des hinter dem Glaskörper gelegenen Kammerwassers zusammen mit der Injektion einer Luftblase in die Vorderkammer, die Diszision des Glaskörperpfropfs und die große Vitrektomie mit totaler Iridektomie. Die Kryotherapie ist abzulehnen.

2.2.5. Wiederaufbau der vorderen Abschnitte

Zahlreiche Krankheitszustände können aus einem Eingriff am vorderen Segment erwachsen; wir denken an Glaskörpereinschlüsse in korneale oder korneoskleerale Wunden (Abb. 113), an gewisse Pupillenhochstände mit einer Verschwartung von Linse und Glaskörper, an tertiäre Katarakte mit Pupillarblock, und in allgemeiner Hinsicht an alle größeren Glaskörper- und Iris-Alterationen, die meistens infolge eines Traumas auftreten.

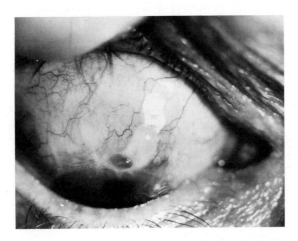

Abb. 113 Glaskörperhernie in der korneoskleralen Wunde nach Katarakt-Extraktion

Die einzunehmende Haltung ist immer die gleiche; eine korneoskleerale Narbe wird erneut eröffnet (derart, daß man unmittelbar auf die eingeschlossene Iris oder den Glaskörper stößt), und angesichts einer alten Hornhautnarbe legt man einen Schnitt in den Limbus (die Glaskörperadhärenz wird auf diesem Wege durchtrennt). Man führt eine dreizeitige, breite Iridektomie aus, welche aus zwei radiären Schnitten (zu ihrer Begrenzung) und ihrer Ablösung an der Basis besteht, um sicher zu gehen, daß der Kammerwinkel in einer brauchbaren Länge freiliegt. Die Iridektomie wird durch eine Sphinkterotomie bei 6 Uhr und eine ausgedehnte Vitrektomie vervollständigt, welcher die gewöhnliche Vorderkammerreinigung folgt. Diese Eingriffe bieten kein besonderes Problem, denn sie erfolgen in der fortwährend angewandten Technik. Sie schaffen in der optischen Achse freie Bahn und bringen jedes Element des Auges an seinen Platz.

Zusammenfassung

Postoperative und posttraumatische Störungen der vorderen Augenabschnitte werden durch eine großzügige Vitrektomie mit totaler Iridektomie und Sphinkterotomie behandelt.

2.2.6. Vitrektomie bei einer Keratoplastik

Wenn man das unverhoffte Auffinden von Glaskörper in der Vorderkammer ausklammert (s. S. 116), so kann man in zwei Fällen im Verlaufe einer Keratoplastik den Glaskörper angehen. Im ersten befindet sich der Glaskörper in Kontakt mit dem Hornhautendothel (Fall der postoperativen vitreokornealen Adhäsionen); im zweiten Fall liegt die Mbr. hyaloidea anterior dem Hornhautendothel noch nicht an, sondern man fürchtet, daß sie sich in der Heilperiode der Keratoplastik der Narbe anlagern könnte (Fall der Keratoplastik bei Aphakie).

Im Falle einer präoperativen Adhärenz wird man über den Vorteil, die Keratoplastik mit der Vitrektomie zu verbinden, gar nicht diskutieren. Die Entscheidung wird schwieriger, wenn die Mbr. hyaloidea intakt ist; ihre Form ist hier wiederum der beste Faktor zur Einschätzung der Lage; unserer Meinung nach ist es wünschenswert, sie absichtlich zu verletzen und Glaskörper zu entfernen, wenn sie sich vorwölbt, vor allem, wenn der Irissphinkter eingeschnitten worden ist (s. Abb. 90 und 91).

Dieses Vorgehen ist immer das gleiche und besteht darin, eine großzügige, subtotale Vitrektomie auszuführen. Sie läßt sich durch die Trepanationsöffnung ohne besondere Schwierigkeiten vornehmen; darauf folgt eine sehr sorgfältige Säuberung der Vorderkammer. Die Haltung gegenüber der Iris wurde im Vorhergehenden beschrieben (s. S. 117).

Diese Eingriffe sind noch nicht unter die geläufigen Techniken aufgenommen; es ist schlecht, ohne Grund eine Mbr. hyaloidea anterior zu zerstören, aber sobald dies notwendig erscheint, muß man seine Handlungsweise vollenden und ein Maximum an Glaskörper entfernen: Es gibt kein ratenweises Vorgehen.

Zusammenfassung

Wenn der Glaskörper im Falle einer Keratoplastik der Hornhaut bereits vor dem Eingriff anhaftet oder wenn er droht, dies nachher zu tun, muß man ihn weitgehend resezieren.

2.2.7. Luxation und Subluxation der Linse

Die Subluxationen der Linse bieten keine besondere Schwierigkeit, denn das Hauptrisiko des Eintauchens der Linse in den Glaskörper im Augenblick ihrer Fixation ist seit der Kryoextraktion verschwunden. Es reicht aus, die Kryode ohne jeden Druck in Kontakt zu bringen, um eine ausreichende Befestigung zur intrakapsulären Extraktion zu schaffen.

Bei den Luxationen sind die Probleme ganz anderer Art. Man weiß, daß die Gegenwart der Linse im Glaskörper ausreicht, eine lokalisierte Verflüssigung desselben hervorzurufen; da überdies die Mbr. hyaloidea bereits zerstört ist, erscheint es angebracht, eine Vitrektomie einzuplanen, so daß man eine wirksame und ausreichende Säuberung der Vorderkammer erreicht. Es sei daran erinnert, daß die Menge verlorenen Glaskörpers keine Rolle spielt und daß einzig das Ziel einer vollständigen Reinigung der Vorderkammer zählt.

Die älteste Technik ist die Schlinge nach *Snellen:* Sie leistete große Dienste, wenn man kein besseres Instrument zur Verfügung hatte. Der einzig zu beachtende Punkt ist, daß sie fast vertikal in den Bulbus eingebracht werden muß, um hinter die Linse zu gelangen; wenn man darin keine Übung hat, neigt man immer dazu, nicht vertikal genug einzugehen, was sie vor der Linse vorbeistreichen läßt.

Im Gegensatz dazu ist es sehr einfach, eine in den Glaskörper luxierte Linse mit der Kryode zu extrahieren (wo weder Pinzette noch Sauger brauchbar sind). Die Kryode muß unbedingt warm in den Bulbus eingebracht werden können und erst in situ abgekühlt werden (Abb. 114b); wenn man nämlich eine vor dem Eintritt in das Auge gefrorene Kryode braucht, tritt eine Anheftung des Glaskörpers ein, bevor sie sich in Kontakt mit der Linse befindet (Abb. 114a). Im übrigen muß die Kryode schlank und derart isoliert sein, daß nur ihre Spitze aktiv wird. Es ist selten, daß man die Linse nicht mit bloßem Auge sieht, deshalb ist die Hilfe der Lampe nach *Wood* nicht unerläßlich.

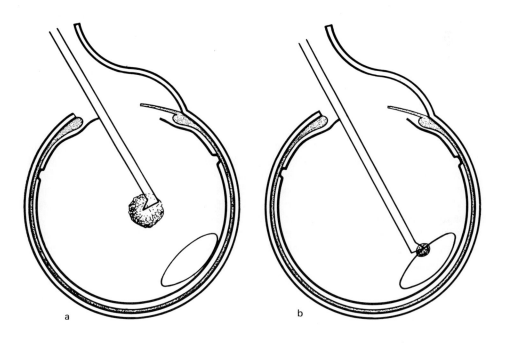

Abb. 114 Kryoextraktion einer in den Glaskörper luxierten Linse. In a haftet die kalt eingeführte Kryode am Glaskörper, bevor sie die Linse erreicht. In b wird die warm eingeführte Kryode erst bei Kontakt mit der Linse gefroren

In technischer Hinsicht reicht es aus, die Kryode in das Augeninnere und in Kontakt mit der Linse zu bringen, ohne sich um den abfließenden Glaskörper zu kümmern; man kühlt sie ab und sieht eine Eiskugel auftreten, welche die Linse an die Kryode bindet. Sobald diese Kugel fest genug zu sein scheint, hebt man die Kryode sehr sanft an und vergewissert sich, daß die Linse ohne Widerstand folgt. Beim geringsten Widerstand muß man nämlich die Linse in ihre Lage zurückbringen und die Abkühlung rückgängig machen: Möglicherweise haben sich besondere Verklebungen gebildet oder hat die Eiskugel einen größeren Durchmesser als erwartet angenommen und berührt somit die Netzhaut. Aber für gewöhnlich extrahiert man die einmal befestigte Linse ohne Schwierigkeiten; von da an führt man den Eingriff so zu Ende wie nach einem Glaskörperverlust im Verlaufe einer Linsenextraktion (s. S. 83).

Zusammenfassung

Im Falle einer Linsenluxation in den Glaskörper ist die beste Technik diejenige der Kryoextraktion unter der Bedingung, daß die Kryode mit Zimmertemperatur eingeführt wird, um ein Anfrieren des Glaskörpers vor dem Linsenkontakt zu vermeiden.

2.2.8. Persistenz des primären Glaskörpers

Auch wenn man vor der Enukleation die Diagnose stellt, führt die Persistenz des primären Glaskörpers dennoch zum Verlust des Auges. Tatsächlich übt der primäre Glaskörper eine derartige Traktion auf die Linse aus, daß nach einer gewissen Zeit die hintere Linsenkapsel reißt. Es tritt eine Linsenquellung ein, welche fortschreitend den Kammerwinkel abflacht und ein Sekundärglaukom durch Blockierung desselben schafft. Zu diesem mechanischen Prozeß kommt ebenfalls infolge der Traktionen eine Hämorrhagie hinzu.

Es ist die einzigste Möglichkeit zur Erhaltung des Auges, den primären Glaskörper herauszunehmen, was nur auf vorderem Wege möglich ist. Man muß demnach zugleich die Linse (nach Zonulolyse durch Alphachymotrypsin) und die gesamte Glaskörpermasse, welche sich an ihrer Hinterfläche befindet, extrahieren. Dieser Eingriff, in welchem wir keine Erfahrung haben, wird wahrscheinlich durch die Anwendung der Kryode erleichtert, welche eine sehr gute Linsenfixation bringt und es erlaubt, die Linsenhinterfläche derart darzustellen, daß man sehen kann, wie sich die Anlage des primären Glaskörpers verankert. Man muß außerdem damit rechnen, und das ist eine der Gefahren dieses Eingriffs, daß ein Gefäß den primären Glaskörper durchzieht, gewöhnlich an seiner nasalen Seite; man muß demnach versuchen, die Resektion progressiv und unter dem Operationsmikroskop auszuführen, um dieses Gefäß zu schonen und keine intraokulare Blutung mit sehr ungünstiger Prognose hervorzurufen.

Diese Operation bildet eine Ausnahme, aber einige Kinder konnten ihr Auge und nach Korrektion mit Hilfe einer Kontaktlinse ein brauchbares Sehvermögen behalten.

Zusammenfassung

Im Falle einer Persistenz des primären Glaskörpers muß man diesen auf vorderem Wege entfernen, indem man gleichzeitig eine Kryoextraktion der Linse vornimmt.

2.2.9. Glaskörperhämorrhagien

Glaskörperblutungen haben eine natürliche Tendenz zur Resorption. Bei einigen Patienten jedoch tritt diese nicht ein, und man kann nach einiger Zeit Komplikationen von seiten der Netzhaut befürchten, welche durch die Gegenwart der Abbauprodukte vom

Hämoglobin und besonders dem Eisen hervorgerufen werden (s. S. 34). Übrigens führt die Glaskörperblutung häufig zur Bildung von Strängen, welche eine Netzhautablösung durch Zugwirkung hervorrufen können (s. Abb. 34). Alle diese Gründe sprechen dafür, daß man die Resorption der Blutung zu beschleunigen versuchen soll, wenn dieses möglich ist. Medikamente sind wenig wirksam, wenn es sich nicht um die wirksamen Drucksenker wie um das Mannit handelt. Dagegen hat uns die Erfahrung gezeigt, daß sklerale Kryoapplikationen, welche in einem Abstand zwischen 8 und 16 mm vom Limbus über die ganze Netzhautzirkumferenz gelegt werden, in einem von 2 Fällen aus uns unbekannten Gründen zu einer sehr raschen Resorption der Glaskörperblutung führten. Diese Wirkung ist anscheinend nicht spezifisch für die Kryotherapie, denn vergleichbare Ergebnisse sind mit Hilfe der Diathermie erzielt worden. Wir verfügen über keine Erfahrung mit der therapeutischen Anwendung des Ultraschall.

Demnach scheint es uns nach 4–6 Wochen angebracht, eine breite und kontrollierte (trotz der Trübung der Medien, s. S. 124) Kryoapplikation auszuführen, wenn die Glaskörperblutung vorher keinerlei Resorptionstendenz zeigt und wenn das Pupillenleuchten trübe bleibt; die Behandlung kann direkt wirksam sein, indem sie die Resorption der Hämorrhagie auslöst (wenn sich kein Koagel gebildet hat). Dies ist jedenfalls der erste Schritt eines direkten Eingriffs auf vorderem Wege zum Austausch des Glaskörpers, besonders, wenn das Echogramm die Gegenwart einer vorderen Organisation der Blutung oder eines zentralen Koagels zeigt.

Im Verlaufe des Eingriffs kann man sich einer ziemlich charakteristischen Organisation alter Blutungen gegenüber finden; nach der Linsenextraktion entdeckt man eine gelbe, undurchsichtige, dichte, mehr oder weniger tief liegende Membran; bei ihrer Spaltung stellt man fest, daß sie aus zwei Blättern besteht, zwischen welchen sich fibrinöse Überreste der Blutung finden. Diese Lücke öffnet den Glaskörperraum bis zum Grund, welcher im allgemeinen mit klarem Kammerwasser gefüllt ist und erlaubt es, mit dem Operationsmikroskop Einzelheiten am Augenhintergrund zu betrachten. Diese Form der Glaskörperorganisation hat eine günstige Prognose, denn die einfache Resektion der Membran befreit die optische Achse breit.

Zusammenfassung

Im Falle einer schleppenden Glaskörperhämorrhagie führt die transsklerale Kryoapplikation zwischen 8 und 16 mm vom Limbus außer ihrer prophylaktischen Rolle hinsichtlich der Retina oft zur Glaskörperaufhellung.

2.2.10. Glaskörperaustausch

Ein Glaskörperaustausch ist der letzte Ausweg der Glaskörperchirurgie, wenn es keine andere Möglichkeit mehr gibt. Im Grunde denkt man daran, wenn die Glaskörpertrübung die Sehfunktion zerstört hat. Die Ursachen, welche diesen Zustand herbeiführen, sind zahlreich: Es handelt sich hauptsächlich um grobe Entzündungen und Glaskörperhämorrhagien. Problematisch ist die Frage des Zugangsweges und des zu wählenden Eingriffs.

Es ist möglich, den hinteren Weg für eine einfache Punktion oder für eine solche mit „Spülung" des Glaskörpers zu wählen (s. S. 136). Diese Eingriffe sind nur dann logisch und durchführbar, wenn die Minderung der Sehschärfe durch eine diffuse Corpustrübung verursacht wird; in diesem Falle kann man hoffen, daß ein Austausch dessen, was nurmehr eine trübe Flüssigkeit ist, dem Auge seine Funktion zurück gibt.

In allen anderen Fällen sollte man den hinteren Weg zu Gunsten des vorderen Zugangs verlassen. Bei der Glaskörperalteration kann es sich um eine Agglomeration von Blutkoageln, um neugebildete Membranen oder Trennwände wie auch um das Bestehen multipler Adhärenzen handeln. Überdies besteht manchmal eine sie begleitende Katarakt.

Man ist deshalb gehalten, sich nach einer prophylaktischen zirkulären Retinopexie durch eine breite Keratotomie einen direkten Zugang zum Glaskörper zu verschaffen; der erste Schritt dazu ist die Linsenextraktion, wenn sich diese noch an Ort und Stelle befindet: Ob sie eine Katarakt zeigt oder nicht, man muß sie entfernen, um den Glaskörper angehen zu können.

In einer zweiten Phase nimmt man eine große Vitrektomie nach den im Vorhergehenden dargelegten Prinzipien vor (s. S. 131). Es sei nur an den überragenden Nutzen erinnert, ein Schwämmchen zum Entleeren des flüssigen Anteils aus dem Augeninhalt zu benutzen, um die Stränge und Membranen besser darzustellen. Letztere sollen dadurch derart gespannt werden, daß jedes Übermaß an Traktion vermieden bleibt; dem Fassen mit einer Pinzette folgt das Abtrennen im Bulbusinneren. Die progressive Säuberung der Bulbushöhle geschieht auf diese Weise, bis die gesamte Netzhaut unter dem Mikroskop zu erkennen ist. Man füllt das Bulbusvolumen durch physiologische Kochsalzlösung oder Hyaluronsäure wieder auf und verschließt die Wunde.

Ein Glaskörperaustausch auf vorderem Wege beeindruckt operativ, ist aber im Grunde relativ einfach auszuführen. Er bringt nicht immer das erwünschte Ergebnis, denn im postoperativen Verlauf kann eine massive Glaskörperhämorrhagie auftreten. Sie ist nicht irreversibel, sondern aus dem Kammerwasser kann sie sich nach einer gewissen Zeit resorbieren. Die Hauptgefahr stellt in Wirklichkeit eine Netzhautablösung durch Traktion dar; deshalb kann die Bedeutung der prophylaktischen Kryoretinopexie gar nicht genug betont werden, welche besonders nach hinten bis in 16 mm Limbusentfernung oder weiter reichen soll. Wir haben diesen Eingriff an etwa 20 Patienten vorgenommen und damit bei einigen eine Besserung erzielt.

Die besten Ergebnisse wurden *bei Erkrankten mit einer schweren Hyalitis* erzielt; manchen Eingriffen folgte ein Wiederaufflammen der entzündlichen Phänomene nach dieser Behandlung; die anatomischen Ergebnisse waren gut, und der Augenhintergrund ließ sich vollständig einsehen (Abb. 115); unglücklicherweise sind die funktionellen Ergebnisse wegen des häufigen Vorkommens makulärer Degenerationen enttäuschend; jedenfalls ist der Wiedergewinn eines peripheren Gesichtsfeldes bei diesen vor dem Eingriff blinden Patienten unbezahlbar.

Auch bei Diabetikern sind die Ergebnisse ansehnlich (es war sogar möglich, nach einem Glaskörperaustausch Photokoagulationen durchzuführen). Sicherlich machen die Rezidiv-Blutungen den Erfolg der Operation oft nur zu einem provisorischen; aber eine Besserung, auch wenn sie nur einige Monate dauert, ist nicht zu verachten.

Zusammenfassung

Glaskörperaustausch erfolgt auf vorderem Wege, sobald Stränge oder intravitreale Membranen vorliegen. Die totale Vitrektomie gibt den Medien oft ihre Klarheit zurück und erlaubt manchmal eine beträchtliche funktionelle Erholung.

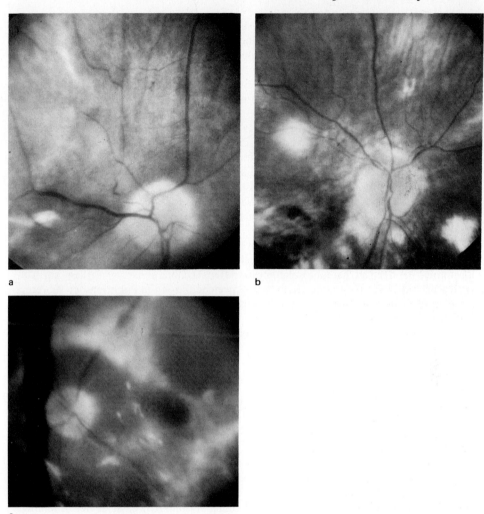

Abb. 115 Augenhintergrund von 3 Patienten, welche an einer schweren Hyalitis litten, bei denen der Glaskörper auf vorderem Wege ausgetauscht worden ist. In a bestehen noch einige Stränge; in b erkennt man chorioretinitische Narben; in c verblieb noch eine Glaskörpermembran, dennoch kann man die Makulaveränderung sehen

2.2.11. Glaskörper und Netzhautablösung

Hier soll nicht mehr auf die Glaskörper-Komplikationen eingegangen werden, welche im Verlauf der Abpunktion subretinaler Flüssigkeit beobachtet werden (s. S. 107), und das Problem der Durchtrennung von Strängen auf hinterem Wege findet sich später dargestellt (s. S. 159). Es ist nur auf drei Probleme hinzuweisen: Dasjenige der Wiederherstellung des Bulbusvolumens, um am Ende der Operation einen ausreichenden Druck zu bekommen, dasjenige der aufgerollten Netzhäute und dasjenige der komplexen Eingriffe, welche die klassische Behandlung einer Netzhautablösung mit einem Eingriff in den Glaskörper auf vorderem Wege verbindet.

a) Wiederherstellung des Bulbusvolumens. Es ist wünschenswert, daß der Augeninnendruck eines netzhautoperierten Bulbus normal sei; es ist sogar erstrebenswert, daß er es während der ganzen Operation bleibe.

Tatsächlich ist die Hypotonie des Bulbus zusammen mit der Punktion eine der Ursachen für eine Aderhaut-, Netzhaut- oder Glaskörperblutung. Deshalb injiziert man bei einigen Techniken der Netzhautoperation eine Flüssigkeit in den Bulbus – meistens physiologische Kochsalzlösung –, während die subretinale Flüssigkeit durch eine andere Öffnung abfließt. Die Injektion in den Glaskörper sollte mit Vorliebe in die Sehne des Rectus superior erfolgen, indem man die Nadel nach hinten richtet (s. S. 138). Es ist möglich, sowohl für Kammerwasser wie für schwach konzentrierte Hyaluronsäure die allerfeinste Nadel zu benützen.

Es handelt sich demnach um keine schwerwiegende, sondern eine einfach ausführbare Handhabung, die anzuwenden man nicht zögern sollte. Der Zeitpunkt der Injektion ist von der bei der Netzhautablösung angewandten Technik abhängig. Er liegt am häufigsten nach der Ausführung der Indentation, welche durch die Punktion der subretinalen Flüssigkeit begünstigt wird, wenn nämlich eine Hypotonie bestehen bleibt, die Netzhaut auf dem Buckel nicht fest anliegt und sich in Falten legt: dann ruft die Injektion unter gleichzeitiger Kontrolle des Druckes eine Anlagerung der Netzhaut und das Verschwinden der Falten hervor.

b) Entrollen der laterovertierten Netzhaut. Vom Gesagten unterscheidet sich vollständig die intravitreale Injektion, welche eine laterovertierte Netzhaut an die Wand drängen soll. Wir verweisen auf theoretische Schemata, welche sich auf dem Papier recht gut ausnehmen (s. Abb. 55). Es sei darauf hingewiesen, daß die Netzhaut praktisch vollständig von degeneriertem, manchmal noch relativ strukturiertem Glaskörper überzogen ist und daß die Substanz, welche sich auf ihrer peripheren Seite befindet, demnach keine subretinale Flüssigkeit, sondern eine Mischung aus Glaskörper und der eben genannten darstellt. Dieses erklärt die Schwierigkeiten, welche sich bieten, wenn man die Netzhaut an Aderhaut und Sklera heranbringen möchte. Hierfür ist es wünschenswert, daß man die Entleerung durch eine große Sklerotomie-Öffnung vornimmt, welche es der Mischung aus Glaskörper und subretinaler Flüssigkeit erlaubt, aus dem Auge zu entweichen, einer unerläßlichen Bedingung für einen möglichen Erfolg der Operation.

Die Injektion muß in die Konkavität der invertierten Netzhaut erfolgen, vorzugsweise mit einer sehr viskösen Flüssigkeit. Sehr konzentrierte Hyaluronsäure oder Healon H entsprechen diesen Bedingungen; in dem einzigen Fall, in welchem wir es angewandt haben, hat sich die Netzhaut wahrhaftig entfaltet und an die indentierte Zone angelegt; unglücklicherweise verlief der Heilverlauf ungünstig und die Abhebung ist erneut aufgetreten. Wir konnten immerhin mit weniger konzentrierter Hyaluronsäure einige Erfolge verbuchen, da diese die Netzhaut ausreichend zurückgedrängt hat. Es sei daran erinnert, daß physiologische Kochsalzlösung im Falle einer Lateroversio unwirksam ist, denn sie läuft an den Seiten vorbei (s. Abb. 55).

c) Eingriff mit Vitrektomie auf vorderem Wege in Zusammenhang mit einer Netzhautoperation. Es finden sich einige komplexe Eingriffe beschrieben, welche mit der Amotio-

Operation einen Eingriff in den Glaskörper auf vorderem Wege verbinden. Diese Maßnahmen lassen sich vor allem bei Einäugigen mit Netzhautablösung durch Glaskörperretraktion anwenden. Man entfernt die Linse, wenn sie sich noch am Ort befindet; aber oft genug ist diese bereits verschwunden, wenn die Ablösung beispielsweise infolge einer perforierenden Verletzung des Bulbus mit Katarakt eintritt. Der Operationsplan hängt von deren Art ab. Gewöhnlich führt man in ihrem ersten Abschnitt die Kryoapplikation aus und bereitet die Indentation vor. In einem zweiten Abschnitt reseziert man auf vorderem Wege alle Glaskörperstränge und extrahiert einen möglichen Fremdkörper; man schließt danach den Bulbus und injiziert physiologische Kochsalzlösung oder Hyaluronsäure, um ihm sein Volumen zurückzugeben. In einem dritten Abschnitt punktiert man die subretinale Flüssigkeit, wodurch es möglich wird, die gewünschte Indentation ohne Hypertonie auszuführen. An vierter Stelle füllt man den Bulbus erneut an, wenn dieses notwendig erscheint. Es bleibt wünschenswert, die Sklera nicht vor der Eröffnung der vorderen Abschnitte einzudellen, denn man würde damit einen unkontrollierten Verlust an Augeninhalt aufs Spiel setzen.

Diese Eingriffe werden selten ausgeführt und ergeben nur bei wenigen Patienten ein gutes Ergebnis. Deshalb hebt man sie für die Einäugigen auf, denen man diese Möglichkeit nicht vorenthalten darf. Dennoch scheint es uns wünschenswert, diese Technik mehr und mehr anzuwenden, auch wenn die Patienten noch beide Augen besitzen, denn der funktionelle Gewinn ist manchmal beachtlich.

Zusammenfassung

Im Falle einer Netzhautablösung erlauben es intravitreale Injektionen, dem Bulbus seinen Tonus zurückzugeben und eine laterovertierte Retina abzurollen (in diesem Falle muß man eine viskose Flüssigkeit injizieren). Bei einer gleichzeitigen Glaskörperorganisation muß man manchmal zu dem Mittel einer Vitrektomie auf vorderem Wege greifen.

2.2.12. Intraokularer Fremdkörper

Hier soll nicht die Rede von *magnetischen Fremdkörpern* sein, welche man mit dem Elektromagnet extrahieren kann; an ihrem Beispiel sei lediglich daran erinnert, daß ihr Austritt aus dem Bulbus notwendigerweise eine Netzhautdehiszenz schafft; nachdem man allen Glaskörper aus der Sklerawunde entfernt hat und diese vernäht ist, hängt die Haltung von der Größe des Fremdkörpers ab; bei einem kleinen begnügt man sich mit einer einfachen Kryopexie, aber sobald er größer ist, fügt man von vorne herein eine Indentation an. Die Verletzungen werden so gleich bei der ersten Operation versorgt: Der Verschluß des Netzhautrisses schützt vor einer unmittelbaren Ablösung, und die Kryoretinopexie versucht, die Risiken abzuschirmen, welche ein sekundärer Glaskörperstrang fürchten läßt.

Vor allem soll hier das Problem der *nicht magnetischen Fremdkörper* angesprochen werden. Auch wenn sich ihre Extraktion als sehr schwierig erweist, muß man sie dennoch in gewissen Fällen entfernen (Kupfer, Aluminium), um den Verlust des Sehvermögens zu vermeiden.

Eine erste Technik kann von Nutzen sein; wenn der Fremdkörper durch die Sklera eingedrungen ist, kann man versuchen, die Eintrittsöffnung zu vergrößern. Tatsächlich bildet sich entlang dem Trajekt des Fremdkörpers eine regelrechte Säule aus Glaskörperdegeneration mit Verflüssigung. Man versteht, daß eine große „L"-förmige Inzision über dem Eintrittsort in der Sklera einen reichlichen Glaskörperverlust hervorruft, in welchem man manchmal das Glück hat, den Fremdkörper herauskommen zu sehen: Dies ist uns bei zwei Patienten passiert (Kupfer und Aluminium). Der Eingriff wird durch eine breite Kryoapplikation, durch Wiederherstellung des Bulbusvolumens und eventuell eine Indentation beendet.

Oft genug ist es nicht möglich, diese Methode anzuwenden, wenn der Fremdkörper auf vorderem Wege eingetreten ist und durch noch normalen Glaskörper von der Sklerawand getrennt liegt. Sehr zahlreiche Techniken sind beschrieben worden, besonders solche mit der Anwendung von mehr oder weniger ausgeklügelten Spezialpinzetten zum Erfassen des Fremdkörpers; in der Tat ist dieses schwierig, denn er wird von der Pinzette durch konsistenten Glaskörper getrennt, der vor dieser zurückweicht; überdies hält manchmal auch eine Entzündungsreaktion das Corpus alienum gefangen.

Die Kryotherapie hat hier gewisse Hoffnungen erweckt; im Grunde ist es ausreichend, eine sehr feine Kryode durch ein enges Skleraloch einzuführen und sie mit dem Fremdkörper in Kontakt zu bringen; wenn man sie abkühlt, erkennt man eine Eiskugel, in welche der Fremdkörper eingeschlossen wird (Abb. 116). Es bleibt nur übrig, die Kryode sacht herauszuziehen, indem man in Höhe der Augenwand das Frieren unterbricht, um keine unbeabsichtigte Adhäsion zu schaffen. Wir haben diese Methode bei zwei Patienten angewandt, und die Ergebnisse waren zweimal ungünstig.

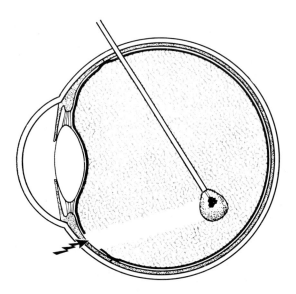

Abb. 116 Die Kryode wird bis zum Kontakt mit dem Fremdkörper eingeführt und abgekühlt. Die Eiskugel schließt den Fremdkörper ein

Beim ersten fanden sich mehrere Kupfersplitter, welche nicht gleichzeitig entfernt werden konnten, und nach dem zweiten Eingriff hat der Verletzte eine Netzhautablösung erlitten, von der wir nicht wissen, ob sie durch die Operation selbst oder durch die traumatischen Alterationen bedingt war.

Bei einem anderen Patienten ist über dem der Netzhaut sehr nahe liegenden Fremdkörper eine Blutung aufgetreten, und zwar in der Makularegion (die chorioidale, prääquatoriale Inzision, in einem zuvor gefrorenen Gebiet ausgeführt, hat nicht geblutet);

wir sind sicher, daß die Eiskugel die Netzhaut nicht erreicht hat, aber nehmen an, daß eine entzündliche Reaktion bestand, welche den Fremdkörper direkt mit dem hinteren Pol in Verbindung brachte; beim vorsichtigen Versuch, die Kryode zurückzuziehen, sah man, daß die Netzhaut unter Spannung geriet, und die Extraktion wurde unmittelbar unterbrochen; dieses verhinderte das Auftreten einer Glaskörperhämorrhagie nicht, und die Folge war eine Netzhautablösung, welche sich mittels der Echographie diagnostizieren ließ, denn die Hämorrhagie hat sich niemals resorbiert.

Man soll deshalb die *Operationsindikationen* gut abwägen: Vorsicht ist immer am Platze, dennoch muß man oft handeln; zum Beispiel hätte bei unserer zweiten Patientin ein Abwarten ebenfalls zum funktionellen Verlust des Auges geführt; hingegen bereuen wir es, vor dem Extraktionsversuch keine Photokoagulation des Netz- und Aderhaut-Areals, welches unmittelbar hinter und fast in Kontakt mit dem Fremdkörper lag, vorgenommen zu haben; derart wäre das Risiko einer Hämorrhagie und eines Netzhautrisses herabgesetzt worden.

Wenn man tatsächlich größere Schwierigkeiten hat, einen Fremdkörper zu extrahieren, ist es vielleicht die ungefährlichste Lösung, auf vorderem Wege anzugehen; sicherlich macht man aus dem Patienten einen Aphaken (was er in Wirklichkeit bereits oft ist); hingegen ist es unter Sichtkontrolle leichter, eine progressive Vitrektomie von vorn nach hinten bis zum Kontakt mit dem zu extrahierenden Fremdkörper vorzunehmen, was wir einmal wegen eines großen Glassplitters getan haben. Es ist auch hier notwendig, diesem Glaskörpereingriff eine Kryopexie voranzuschicken.

Wie dem auch sei, diese nicht magnetischen Fremdkörper stellen Probleme, welche von ihrer Lösung noch weit entfernt sind.

Zusammenfassung

Im Fall eines nicht magnetischen intraokularen Fremdkörpers kann man entweder die Einschlagsöffnung vergrößern, sobald sie skleral liegt, oder den Fremdkörper mit einer kleinen Kryode entfernen, oder auch eine Vitrektomie „unter freiem Himmel" („à ciel ouvert") vornehmen.

2.2.13. Irido-Zyklektomie und Irido-Chorio-Zyklektomie

Es ist das Ziel dieser Operationen, aus dem Bulbus bis in den Ziliarkörper hinein reichende Iristumoren und die begrenzten Ziliarkörpertumoren, welche kaum oder wenig nach vorn oder hinten vorstehen, zu entfernen. Das Prinzip besteht darin, den Abschnitt des Ziliarkörpers als gesamten Block zu entfernen, welcher den Tumor enthält: die betroffene Iris, und wenn notwendig, die anliegende Chorioretina und die darunter liegende Sklera, welche man durch ein frisches oder silikon-getrocknetes Transplantat ersetzt. Man sieht, daß die Resektion die Netzhaut, die Aderhaut und den Glaskörper betrifft, sobald sie den Ziliarkörper nach hinten überschreitet.

Zumal die Retina breit angeschnitten wird, ist das Risiko einer unmittelbar postoperativen Netzhautablösung gewiß; eine vorbeugende Maßnahme ist demnach notwendig.

Die Blutungsgefahr rührt von der Durchtrennung von Arterien (Zirculus arterialis iridis major, A. ciliaris posterior longa), aus dem Corpus ciliare oder aus der Aderhaut (im Falle einer Ausbreitung nach hinten) her. Das Corpus ciliare blutet wenig, seine Arterien können durch Elektrokoagulation verschorft werden, jedoch die Aderhaut, deren Verletzung besonders starke Hämorrhagien hervorruft, sollte vorsorglich zerstört werden.

158   Glaskörperchirurgie

Um endlich auf den Glaskörper zurückzukommen, sei daran erinnert, daß seine Basis sich von der Netzhaut nicht trennen läßt; es ist demnach unmöglich, den Glaskörpersack nicht zu eröffnen, wenn man die Ora und den dahinter gelegenen Netzhautbereich angeht, und ein Glaskörperverlust erscheint damit unvermeidlich. Man reseziert großzügig und ohne Zug den Glaskörper, der sich anstellt, und normalisiert den Augeninnendruck nach Schluß der skleralen Inzision (oder dem Einnähen eines Transplantates) durch eine Injektion mit physiologischer Kochsalzlösung. Trotz dieser Vorsichtsmaßnahme läßt sich das Risiko der Entstehung von Glaskörpersträngen nicht vermeiden und eine Netzhautprophylaxe erscheint notwendig.

Es ist wahrscheinlich, daß das Fehlen jeder Analyse dieser Risiken die schlechten Resultate erklärt, welche bei unseren Irido-Chorio-Zyklektomien erzielt wurden. Bei einigen Patienten fanden sich die Indikationen unnütz weit ausgedehnt (zu weit nach hinten ausgedehnter Tumor), was Rezidive durch unvollständige Tumorexzision erklärte. Bei anderen ergab sich der Mißerfolg aus einer Hämorrhagie und durch eine Netzhautablösung ohne lokales Tumorrezidiv. Demnach erscheint es wünschenswert, die Irido-Zyklektomien zweizeitig auszuführen, wobei die erste der Vorbeugung gewidmet ist; die Kryoapplikation kann den Tumor hufeisenförmig von Ziliarkörper zu Ziliarkörper umgeben, allerdings in einiger Entfernung von ihm, um das Disseminationsrisiko durch sekundäre Vasodilatation zu vermeiden; diese Kryoapplikation muß über das normale Maß hinaus erfolgen, um die Atrophie der gesamten angefrorenen Chorioidea auszulösen. Dieser Streifen aus überdosierten Herden wird nach hinten durch eine Reihe normaler Kryoapplikationen umgeben, um mögliche Zwischenfälle durch Überdosierung auszuschalten (Abb. 117); eine leichte und dauerhafte Skleramarkierung zeigt für die zweite Operation den Ort der Diathermiepunktion an. Derart hat man alle Chancen, Aderhautblutungen wie auch Netzhautablösungen sowohl durch Dehiszenzen als auch durch sekundäre Stränge zu vermeiden.

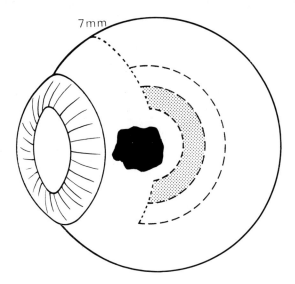

Abb. 117 Lage der präventiven Kryoapplikationen. In a das interne Band der überdosierten Kryoherde, wo die spätere Inzision vorgesehen ist; in b die externe Reihe der vorsorglichen Kryoapplikationen von normaler Intensität

Die Iridozyklektomie ist sicherlich eine Operation der Zukunft, denn sie macht es in einigen Fällen möglich, Bulbi zu erhalten, welche zur Enukleation vorgesehen waren. Die durch sie bedingten Glaskörperprobleme sind wiederum leicht durch eine vorsorgliche Kryoapplikation und durch eine große Vitrektomie mit anschließender Wiederherstellung des Bulbusvolumens zu lösen.

Zusammenfassung

Im Falle einer Irido-Zyklektomie hält eine vorbeugende Kryoapplikation die Folgen von unvermeidlichem Glaskörperprolaps in Grenzen, wenn der Tumor die Glaskörperbasis nach hinten überschreitet.

2.2.14. Intravitreale Chirurgie auf hinterem Wege

Wir besprechen jetzt eine hochspezialisierte Chirurgie, vielleicht die einzige, welche den Einsatz besonderer Instrumente verlangt.

Die darzustellenden Veränderungen, darunter die nicht magnetischen Fremdkörper, sind die retino-vitrealen Stränge, welche eine Netzhautablösung hervorrufen, die epiretinalen Membranen, welche die Makularegion verdecken oder auch Parasiten, in deren erster Reihe die Zystizerken stehen. Diese Chirurgie bildet die Ausnahme, und wir werden lediglich ihre Prinzipien darstellen, welche immer die gleichen bleiben.

Unserer Meinung nach muß man *in einer ersten Phase* den Zugangsweg in der Art vorbereiten, daß man das Risiko einer Blutung oder einer Netzhautablösung infolge der durch Einführen des Instrumentes hervorgerufenen Dehiszenz vermeidet. Eine solche Kryopexie muß breit sein und einen Kreis mit einem Radius von mindestens 3 oder 4 mm um die sklerale Inzisionsstelle herum bilden. Dieser Vermerk findet sich nicht in den Veröffentlichungen, wahrscheinlich weil die Operateure der Diathermie treu geblieben sind, deren Gefahren zu betonen sich an dieser Stelle erübrigt, zumal eine derartige Fläche betroffen wird; die Einführung der Kryotherapie nimmt alle Risiken von seiten der Sklera und ihr Nutzen berechtigt dazu, daß man sie regelmäßig in diesem Operationsabschnitt anwendet.

Im Verlauf einer zweiten Operation führt man das Instrument (Wecker-Schere, Mikrokryode usw.) durch eine Skleraöffnung ein, welche man genau entsprechend der benötigten Dimension anlegt, und zwar derart, daß kein Corpus abfließt und der Bulbus seinen Tonus behält. Das Instrument wird unter ophthalmoskopischer Kontrolle auf die erkrankte Stelle gerichtet und genau nach Plan meistens zum Schneiden angewendet. Von diesen Eingriffen haben wir bisher erst die Durchtrennung von Glaskörpersträngen ausgeführt; diese sind relativ einfach auszuführen, denn es bereitet keine Schwierigkeiten, die zwei Branchen der Schere an beide Seiten des Stranges zu bringen; einige der letzteren sind immerhin von derart fester Konsistenz, daß die zarten Spezialinstrumente sie nicht durchschneiden können. Man muß die Inzision vergrößern und festere Scheren gebrauchen.

Die schwerwiegendste Komplikation bildet die massive Glaskörperblutung; in der Tat sind die Stränge oft der Sitz von neugebildeten Gefäßen mit beträchtlichem Kaliber; es gibt für dieses Problem noch keine Lösung, und die Publikationen erwähnen diese Komplikationen der Hämorrhagie für gewöhnlich nicht derart, daß sie zugleich Vorbeugungsmaßnahmen angeben . . . Immerhin, in einer nicht zu vernachlässigenden Anzahl von Fällen können streng lokalisierte Handhabungen ausgeführt werden, um diese Stränge zu durchtrennen, welche gefährlich an der Retina ziehen und ihre Wiederanlegung verhindern.

Diese Chirurgie ist schwierig und macht, wie wir gesehen haben, besondere Apparaturen notwendig. Wir werden nicht weiter auf sie eingehen, aber sie stellt eindeutig den Weg für morgen dar: Sie ist sehr exakt, erlaubt den Zugang auf hinterem Wege unter Belassung der Linse an ihrem Ort und bringt Erfolge bei Erkrankungen wie epiretinalen Membranen, für welche es bisher keine Behandlungsmöglichkeit gab. Die Zukunft wird sagen, ob man auf diesem Wege fortschreiten muß, welcher augenblicklich als einziges Gebiet in der Glaskörperchirurgie noch einigen Spezialisten vorbehalten bleibt.

Zusammenfassung

Zur Glaskörperchirurgie auf hinterem Wege ist die Anwendung von Spezialgeräten notwendig; ihre Präzision bestimmt sie zu einer Methode der Zukunft. Eine vorbeugende Kryoapplikation erlaubt es, Netzhautzwischenfälle zu verhüten, welche nach dem Einführen von Instrumenten in den Bulbus aufzutreten drohen.

Gesamte Schlußfolgerung

Die Prinzipien der Glaskörperchirurgie sind einfach und leiten sich von der Tatsache ab, daß der kranke Glaskörper eine Gefahr für das Auge darstellt. Ob er trüb wird oder degeneriert, sich retrahiert oder den Kammerwinkel blockiert, die Hornhaut zerstört oder die Netzhaut abreißt oder noch andere schädliche Wirkungen ausübt, immer beträgt er sich feindlich.

Wir verfügen nur über eine Waffe gegen ihn, die Resektion; das verlorene Volumen wird ohne Nachteil durch ein Substitutionsprodukt aufgefüllt, welches ungeachtet seiner Beschaffenheit immer durch Kammerwasser ersetzt wird; die Physio-Pathologie lehrt uns, daß dieses ohne Folgen für das Leben des Auges bleibt, denn es stellt die normale Altersentwicklung des Glaskörpers dar.

Derart wird man berechtigt, den Glaskörper großzügig, sogar fast vollständig zu entfernen, sobald dieses notwendig erscheint. Wenn die Nähte gut halten, wenn jeder Teil des Auges an seinen Platz gebracht wird, wenn der Druck am Ende des Eingriffs wiederhergestellt wird und wenn die notwendigen Vorsichtsmaßnahmen ergriffen werden, bestehen gute Chancen, Komplikationen zu vermeiden.

Einer der hauptsächlichsten, der Netzhautablösung, muß systematisch durch breite Kryopexien vorgebeugt werden, und zwar nach einer Glaskörperkomplikation im Verlauf einer normalen Operation genauso wie vor dem absichtlichen Angehen eines kranken Glaskörpers.

Netzhautvorsorge und reichliche Glaskörperresektion sind die zwei Errungenschaften, die es den Ophthalmologen erlauben, den Glaskörper mit weniger Furcht und oft für das Wohl ihres Patienten anzugehen.

Literatur

Es erscheint nicht angezeigt, eine erschöpfende Bibliographie anzugeben, zumal vier bedeutende Werke zur Verfügung stehen, welche einen vollständigen Überblick dessen ermöglichen, was über den Glaskörper bis 1969 veröffentlicht ist.

Wir möchten das grundlegende Werk der Straßburger Schule besonders erwähnen *(Brini, Bronner, Gerhard* und *Nordmann)*. Sein enzyklopädischer Charakter und die unerschöpfliche Nachschlagequelle, welche es darstellt, machen es zu einem unentbehrlichen Werk.

Was den Glaskörper und die Netzhautablösung betrifft, findet sich in dem Werk von *Urrets-Zavalia*. Die Kältetechnik wird in dem Buch von *Moreau* und *Haut* dargestellt. Das Werk von *Jaffe* beschreibt in englischer Sprache eine gewisse Anzahl von Problemen des Glaskörpers.

Die vier Werke zum bibliographischen Nachschlagen sind demnach:

Brini, A., A. Bronner, J. P. Gerhard, J. Nordmann: Biologie et chirurgie du corps vitré. Masson et Cie, édit., Paris 1968

Jaffe, M. S.: The vitreous in clinical Opthalmology. The C. V. Mosby Co., Saint-Louis 1969

Moreau, P. G., J. Haut: Cryo-ophtalmologie. Masson et Cie, édit., Paris 1971

Urrets-Zavalia, A.: Le décollement de la rétine. Masson et Cie, édit., Paris 1968

Wir werden jetzt lediglich die bedeutenden Publikationen nach 1969 anführen.

Balasz, E. A., M. I. Freeman, R. Klöti, G. Meyer-Schwickerath, D. B. Sweeney: The utilization of hyaluronic acid for intravitreal injection. Acta Conc. Ophthal. Mexico, 1 (1970) 555–558

Benson, W. E., H. F. Spalter: Vitreous hemorrhage. A review of experimental and clinical investigations. Surv. Ophthal. 15 (1971) 297–311

Brandt, H. P., H. Liedloff: Biomicroskopie des Glaskörpers bei kindlicher Myopie. Klin. Mbl. Augenheilk. 156 (1970) 340–348

Chandler, P. A., R. J. Simmons, W. M. Grant: Malignant glaucoma. Medical and surgical treatment. Amer. J. Ophthal. 66 (1968) 495–502

Dunn, M. W., K. H. Stenzel, A. E. Rubin, T. Miyata: Collagen implants in the vitreous. Arch. Ophthal. Chicago, 82 (1969) 840–844

Ferrer, O.: Traitement chirurgical des membranes vitréennes dans la rétinite proliférante: vitrectomie (film). Bull. Soc. franç. Ophtal. (1969) 82

Gass, J. D. M.: Management of vitreous loss after cataract extraction. Arch. Ophthal. Chicago, 83 (1970) 319–323

Girard, L. J.: The new philosophy of the management of the vitreous. Ann. Ophthal. 1 (1969) 301–304

Girard, L. J.: Suspected impending, and actual vitreous loss. Ann. Ophthal. 1 (1969) 337–345

Irvine, S. R.: Pupillary block and angle block after cataract surgery. Ann. Ophthal. Chicago, 2 (1970) 178–181

Kasner, D.: Vitrectomy: a new approach to the management of vitreous. Highlights Ophthal. 11 (1968) 304–329

Kasner, D.: On vitreous surgery vitrectomy. Highlights Ophthal. 12 (1969) 122–123

Okun, E.: Intraocular manipulation in retinal detachment surgery. In: *A. I. Turtz,* Ophthalmology. C. V. Mosby Co. Publ., Saint-Louis, 1 (1969) 87–96

Offret, G.: Physio-Pathologie du vitré. Clin. Ophtal. 4 (1971) 171–196

Regnault, F. R.: Vitreous hemorrhage: an experimental study. I. A macroscopic and isotopic study of the evolution of whole blood and hemoglobin. Arch. Ophthal. Chicago, 83 (1970) 458–465

Regnault, F. R.: Vitreous hemorrhage: an experimental study. II. Hemoglobin degradation. Arch. Ophthal. Chicago, 83 (1970) 466–469

Regnault, F. R.: Vitreous hemorrhage: an experimental study. III. Experimental degeneration of the rabbit retina induced by hemoglobin injection into the vitreous. Arch. Ophthal. Chicago, 83 (1970) 470–474

Sanders, N.: Radical vitrectomy with the aid of the operating microscope. Ann. Inst. Barraquer 9 (1969) 198–200

Schepens, L.: Techniques modernes dans la chirurgie du vitré. Ann. thér. clin. Ophtal. 20 (1969) 57–67

Solé, P., F. Rouher, R. Laget, J. M. Bidet: Vitré de remplacement et immunologie. Bull. Soc. franç. Ophtal. 81 (1968) 96–101

Spencer, L. M., R. Y. Foos: Paravascular vitroretinal attachments. Arch. Ophthal. Chicago, 84 (1970) 557–564

Turtz, A. I.: Anterior vitrectomy. Arch. Ophthal. Surg. 1 (1970) 14–27

Van Heuven, W. A. J.: Out, vile Jelly! (King Lear, act III, scene VII). Arch. Ophthal. Chicago, 85 (1971) 131–132

Register

Abpunktion s. Punktion
Aderhautablösung 71, 87 f.
Aderhautadhärenz, auch Aderhautadhäsion 63
Aderhauthämatom, auch Aderhautblutung 88, 107
Aderhautpuls 80
Adhäsion, hyaloideo-kapsuläre 69, 77 f.
– , hyaloideo-korneale 48 f., 123, 139, 145, 147 f.
– , hyaloideo-retinale 40, 91
– , lokalisierte 18
– , peripapilläre 8
– , vitreo-makuläre 8
– , vitreo-retinale 8, 19
– s. Anheftung
Akinesie 66, 73
Allgemein-Narkose 55, 72, 79 f., 82, 102, 107, 124
Alphachymotrypsin 150
– , Auswaschen des 68, 76 ff.
Amotio s. Netzhautablösung
Amotio chorioideae s. Aderhautablösung
Anfrieren, translentales 68
Anheftung 8 f.
– , paravasculäre, retino-vitreale 8
– , pathologische, des Glaskörpers 39
– , peripapilläre 8
– , vitreo-makuläre 8
Ansatzsehne des M. rectus superior 139
Antibiotikum 135
Aphakie 49, 72, 91, 106, 123
Aphakie-Amotio 50
Arteria ciliaris longa posterior 89, 137, 157
Arteria hyaloidea 3
– – , Persistenz der 29
– – , Persistenz der hyaloideo-kapsulären Verwachsungen 68 f.
Aufwachen, vorzeitiges 67
Aussackungen s. Sackzone
Augeninnendruck 65, 68, 100, 105
Acetazolamid 71 f., 87 f.

Blinzeln s. Lidschluß
Blutung, intraokulare 124, 126, 134
– , suprachorioidale 71
Bulbusvolumen 54, 91 f., 96, 100, 104, 118, 153
Buphthalmus 79

Canalis Cloqueti s. Arteria hyaloidea persistens
Cataracta secundaria s. Nachstar
Chalcosis bulbi 43
Circulus arteriosus iridis major 157
Cloquet, Kanal nach 2 ff., 6, 9 f., 30, 32 f., 89
Cortison 98, 103, 106, 135

Diabetes 152
Diathermie 28, 44 f., 57, 112, 114, 116, 151, 158
Diffusion, intravitreale 15
Diszision der Membrana hyaloidea 141 f.
Dreispiegel-Kontaktglas 98, 114
Drucksteigerung s. Augeninnendruck

Echographie s. Ultraschall
Elliot, Trepanation nach 100 f., 106
Enkleisis s. Iriseinklemmung
Erwachen, intraoperatives 73
Etamuzin 59 f.
expulsive Blutung 71, 80, 85 f., 88, 107

Fibrillengerüst 3
Fibrozyten 12 f.
„fliegende Mücken" («mouches volantes») 23
Flieringa, Fixationsring vom Typ 79, 131 f.
Fossa patellaris 5, 10, 33
Fremdkörper, intravitrealer 41 ff., 123
– – , aus Aluminium 43, 155 f.
– – , aus Blei 43
– – , aus Glas 43
– – , aus Kupfer 155 f.
– – , magnetischer 155
– – , nicht magnetischer 159

Gegendruck s. Massage
Glaskörper, Absaugung des 25
– , Diffusion im 15
– , Durchsichtigkeit (Transparenz) 15
– , Einklemmung 48, 54 ff., 85, 100, 115 f., 122, 125, 127, 139
– , Elastizität 15
– , Gefäße, hyaloidales System 2
– , Leichen- 61
– , lyophilisierter 58, 60
– , primäre und primordialer 2, 10, 29, 89, 150
– , sekundärer 2
– , Viskosität des 4, 15
Glaskörperabhebung, hintere 21 ff., 81
– – , lokalisierte 22, 25 f.
– – , zentrale 20 ff., 24
– – , mit Kollaps 7, 24, 34, 36, 54, 63, 72, 89, 92
– – , ohne Kollaps 25
Glaskörperaustausch 39, 151 f., 155
– auf vorderem Wege 152, 154
Glaskörperbasis 5 ff.
Glaskörperblutung, auch intravitreale Blutung 26 f., 32 ff., 44, 53, 125, 150 f., 159
Glaskörper-Cortex 9, 11 f., 14
Glaskörperdegeneration 30 ff., 63

– , hereditäre 31
– , makrofibrilläre 31
– , mikrofibrilläre 31
– , myope 31
– , senile 30
Glaskörperentzündung s. Hyalitis
– , hauptsächliches radiäres System 10
Glaskörpergrundsubstanz 11
Glaskörperkatabolismus 14
Glaskörpermembran 27
Glaskörperorganisation 19, 28, 34, 36 f., 63, 130, 139
Glaskörperprolaps 48, 71, 74, 80 ff., 90, 101, 105
– , spontaner 71 ff.
Glaskörperreaktion, Arten der 18, 29
Glaskörper-Rigidität 15
Glaskörperring nach Weiss 8, 24
Glaskörper-Retraktion 56, 63
Glaskörpersegel s. Glaskörpermembran
Glaskörperschrumpfung s. Glaskörper-Retraktion
Glaskörperspülung 127, 136, 151
Glaskörperstrang 19, 26 f., 30, 36, 42, 55 ff., 85, 92, 98, 110 f., 115, 123, 127, 132 ff., 151, 159
Glaskörperstützgerüst (Kollagen) 11, 16, 21, 49
Glaskörper-Transplantation 61
Glaskörpertrübung 38, 40, 123, 138, 151
Glaskörperverflüssigung 20 ff., 30, 42, 49, 63, 89, 127, 155
Glaskörperverlust 24, 52 ff., 57, 80, 82, 103, 108, 112
Glaskörpervolumen 4, 15
Glaskörpervorfall s. Glaskörperprolaps
Glaucoma malignum 143
Glaukom 57, 100, 103
Goniosynechie, auch zirkuläre 46, 56, 93, 100, 120

Haltenähte 131 f.
Hämorrhagie des Glaskörpers s. Glaskörperblutung
Hängemattenpupille (Pupillenhochstand) 55 f., 94 f., 100, 147
Harnstoff 72
Healon H 59 f., 154
Hexamethonium 80 ff.
Hornhautdystrophie, bullöse 49
Hornhautödem 104
Husten 67, 73
Hyalitis (Glaskörperentzündung) 38 ff., 152 f.
Hyalozyten 12 ff.
Hyaluronsäure (Glaskörperstruktur) 3 f., 12, 14 ff., 20, 58 f., 62, 113, 135, 154
Hypotonie des Bulbus 107

Indentationsverfahren 42, 111, 113 f.
Injektion, retrobulbäre s. Lokalanästhesie

Insertionssehne s. Ansatzsehne
intravitreale Chirurgie auf hinterem Wege s. Zugang auf . . . (auch Glaskörperaustausch)
Iridektomie, basale (auch periphere) 103, 117, 120
– , totale 46, 83, 94, 100 ff., 147
Iridenkleisis s. Iriseinklemmung
Irido-Chorio-Zyklektomie 157 f.
Iridodonesis 105
Irido-Zyklektomie 157, 159
Iriseinklemmung 93
– eines Schenkels 101 f., 106 f.
Iris-Retraktion 70, 76

Kammerwinkelverschluß (Block) 55 f., 93, 98, 102, 117
Kanthotomie, äußere oder laterale 73
Katarakt 103, 106
Kataraktextraktion 52 ff., 100
Keratoplastik 116 f.
Kochsalzlösung, gefrorene 84
Kollagen 14
kollagene Fibrillen 11, 15, 20, 23
kombinierte Operation gegen grauen und grünen Star 100 ff., 104
Kortikosteroide s. Cortison
Kryoextraktion einer luxierten Linse 149
Kryotherapie (auch Kryopexie) 28, 42, 44 f., 57, 111, 113 f., 116, 121, 124, 125 ff., 146, 151, 156, 158 f.

Laser s. Rubin-Laser
Lateroversio retinae 60, 154
Lichtkoagulation s. Photokoagulation
Lidhaltefaden 74 f., 85 f.
Lidschlag s. Lidschluß
Lidschluß 66, 102
Lidsperrer 65, 74
Linsenextraktion 143
Linsenluxation 58, 76, 127, 148
Lokalanästhesie 52, 73, 80, 102
Luftblase 91, 96 f., 100, 102, 104, 118 f., 135, 146

Makulaödem, zystisches 85
Mannit 72, 143, 151
„Massage" 65, 76
Membran, epiretinale 159 f.
– , intravitreale 39, 127 ff., 133
– , retrolentale 40, 130
– , zyklitische 127 f.
Membrana hyaloidea anterior 5, 10, 27, 32, 46, 48, 51, 56 f., 70, 78 f., 81 f., 84, 89, 99, 101, 117, 141 f., 148
– – – et posterior, Transfixion der 142, 145
Membrana hyaloidea posterior 5 f., 18, 23 ff., 32, 49, 141 f.
Membrana intervitrealis 3, 6, 10
Membrana limitans interna 3, 25, 32

Membrana neohyaloidea 27 f., 56, 92, 94 f., 98, 102, 104, 119
Messerstich 114
Muskelrelaxation 73
Myopie 72, 79

Nachstar 27, 70, 139 ff.
Nervus ciliaris longus posterior 137
Netzhautablösung 25, 29, 36, 40, 42, 55, 56 ff., 63, 85, 95, 100, 110, 122, 124 ff.
Netzhautoperation 154
Netzhautperforation 109
Netzhautriß 42, 56, 98, 108, 110, 114

Operationsmikroskop 79, 99, 101, 103, 124, 132
Operationsphasen 90
Orbitalhämatom 66

Persistenz der A. hyaloidea s. A. hyaloidea
Phosphene („Blitzen im Dunkeln") 23
Photokoagulation 28, 44 f.
Phthisis bulbi 88, 115
Pilocarpin 82, 96
Plicata inferior 9
Plicata superior 9
Plicatae 9 f., 51
primärer und primordialer Glaskörper, Persistenz des 29, 127, 150
Punktion der Aderhaut 108
− der Sklera 87
− der subretinalen Flüssigkeit 107
− des Glaskörpers 25, 72, 81, 127, 137, 143 ff.
− des suprachorioidalen Raumes 88
Pupillarblock 48, 117, 123, 139 ff., 147
Pupillenhochstand s. Hängemattenpupille

radiäres System 9 f.
Reaktionsweise des Glaskörpers s. Glaskörperreaktion, Arten der
Refraktionsindex 14
Retina s. Netzhaut
Retinoschisis, idiopathische invenile 31
− , invenile 31
Rigidität der Sklera 72
Rubin-Laser 44 f.

Sackzone 9 f., 33
Schnabelbildung s. Skleraschnabel
Schwamm, synthetischer 74, 76, 95 f., 106, 117, 133 f.
Scintillatio nivea (asteroide Hyalose) 31 f.
Sekundärkatarakt s. Nachstar
Sicherheitsnaht 54, 82 ff., 87, 100
Siderosis 37 f., 43
Silikon 62

Sklera, konservierte 113
Skleralamellierung 112
Skleranekrose 113 f.
Skleraruptur (Sklerariß) 107, 112, 114 f.
Skleraschnabel 110 f.
Skleratasche 113 f.
Skleratransplantation 113
Sphinkterotomie 83, 91, 95, 100, 102 f., 104, 148
Strabismus 58, 115
Stützgerüst, kollagenes 4
Subluxation der Linse 105 f., 116, 148
Substitutionspräparate 58 ff.
Synchisis scintillans 31
Synechie, vordere und hintere 116

Taschenbildung s. Skleratasche
Tenon, Kapsel nach 89
tertiäre Katarakt 27, 147
Thermokauter 88
Tränenwegsdilatator (konische Sonde) 108
Traktion 56 f., 63, 91, 133
− , hyaloideo-makuläre 91
Tunica vasculosa lentis 3

Ultraschall-Untersuchung (Echographie) 105, 116, 118, 129, 130 f.

Verletzung, perforierende 41 ff.
Vitrektomie 100 ff., 104, 144 f., 148, 152, 154
Vogt, Plicatae superiores und Plicatae inferiores 10
Vorderkammerspülung 76

Wagner, hyaloideo-retinale Degeneration 31
Wecker, Pinzettenschere nach 95 f., 99, 159
Weiss, Ring nach 8, 24
Wiederherstellung des vorderen Abschnittes 79, 90 f., 118 ff., 147
Wieger, Band nach, Ligamentum hyaloideocapsulare 5, 7 ff., 78, 140
Windenblütenamotio 28
Winkelblock s. Kammerwinkelverschluß

Xenon-Koagulation s. Photokoagulation

Ziliarkörperablösung 87 f.
Zirkulus s. Circulus
Zonulolyse 150
Zügelnaht 74, 80, 131 f.
Zugangsweg 123, 127
− , hinterer 135 ff.
− , vorderer 131 ff.
Zyklodialyse 108
Zyklodiathermie 115
Zystizerkus 159

Enke

Glaukom-Symposium Würzburg 1974

Herausgegeben und aus dem Englischen übersetzt von
W. LEYDHECKER

1976. XII, 302 Seiten, 156 Abb.
42 Tab., Format 17 x 24 cm
kart. DM 112,—
ISBN 3 432 88611 X

Atlas der Spaltlampenphotographie
und Einführung in die Aufnahmetechnik

Von E.-M. MEYNER

1976. XVI, 142 Seiten/pages
155 teils farb. Abb./part. coloured illustrations
Format/size 17 x 24 cm
geb. paperbound, DM 88,—
ISBN 3 432 87041 8

Text deutsch und englisch
German and English

Differentialdiagnose in der Ophthalmologie

Von E. SCHRECK

1977. XVI, 623 Seiten, 5 farbige Schemata, Format 19 x 27 cm
Ln., DM 238,—
ISBN 3 432 87691 2

Inhalt

Lider
Tränenorgane
Tränendrüsen
Tränenableitende Wege
Augenhöhle
Bewegungssystem des Sehorgans
Bindehaut
Hornhaut
Lederhaut

Vordere und hintere Augenkammer
Augenlinse samt Halterung
Glaskörper
Die Gefäßhaut des Auges
Netzhaut
Opticus, Sehbahnen und Sehrinde
Alterationen des Gesamtauges
Allgemeinkrankheiten und Sehorgan

Ferdinand Enke Verlag Stuttgart

Enke

Bücherei des Augenarztes

Heft 65
Aktuelle ophthalmologische Probleme

Hrsg. von R. REMKY
1974. VIII, 182 S., 144 Abb., 21 Tab.
kart. DM 55,—
(Vorzugspreis DM 49,50)
ISBN 3 432 87511 8

Heft 66
Die Kontaktlinse als Refraktionshilfe und Therapeutikum

Hrsg. von F. HOLLWICH/ H. KEMMETMÜLLER
1975. VIII, 131 S., 140 Abb., 21 Tab.
kart. DM 44,—
(Vorzugspreis DM 39,80)
ISBN 3 432 88091 X

Heft 67
Medikamentöse Augentherapie

Von P. U. FECHNER
1976. XX, 332 S., 21 Abb., 27 Tab.
kart. DM 76,—
(Vorzugspreis DM 68,40)
ISBN 3 432 88221 1

Heft 68
Das Kopftrauma aus augenärztlicher Sicht

Von W. EHRICH, O. REMLER
1976. VIII, 140 S., 130 Abb., 14 Tab.
kart. DM 33,—
(Vorzugspreis DM 29,70)
ISBN 3 432 88301 3

Bezieher der Zeitschrift „Klinische Monatsblätter für Augenheilkunde" erhalten alle Bände aus der „Bücherei des Augenarztes" zum Vorzugspreis.

Ferdinand Enke Verlag Stuttgart